青少年医学百科知识丛书

常见皮肤病防治常识

主　编　楼有益
编　委　楼有益　魏发荣
　　　　苏晓杰　彭　阳

四川科学技术出版社

·成　都·

图书在版编目（CIP）数据

常见皮肤病防治常识 / 楼有益主编.–成都：四川科
学技术出版社，2014.1（2023.1重印）
（青少年医学百科知识丛书）
ISBN 978-7-5364-7378-2

Ⅰ．①常… Ⅱ．①楼… Ⅲ．①皮肤病－用药法
Ⅳ.①R986

中国版本图书馆CIP数据核字（2012）第033961号

青少年医学百科知识丛书

常见皮肤病防治常识

主　　编　楼有益

出 品 人　程佳月
责任编辑　李迎军
封面设计　韩健勇
责任出版　欧晓春
出版发行　四川科学技术出版社
　　　　　成都市锦江区三色路238号　邮政编码 610023
　　　　　官方微博 http://weibo.com/sckjcbs
　　　　　官方微信公众号 sckjcbs
　　　　　传真 028-86361756
成品尺寸　170 mm×240 mm
印　　张　9.25　字数 150 千
印　　刷　成都远恒彩色印务有限公司
版　　次　2014年1月第1版
印　　次　2023年1月第2次印刷
定　　价　88.00元

ISBN 978-7-5364-7378-2

邮　　购：成都市锦江区三色路238号新华之星A座25层　邮政编码：610023
电　　话：028-86361770

《青少年医学百科知识丛书》编委会

策划 四川出版集团·四川科学技术出版社

编委（排名不分先后）

张世明　刘光瑞　徐新献　杨襄蓉

张挥武　宋晓玉　楼有益　何小梅

罗汉超　蒋　刚　谢世宏　张劲松

前　言

　　为了向广大青少年普及推广皮肤病防治的科学知识,不致因不恰当的药物治疗而使皮肤病病情加重,造成对健康的不利;进一步搞好皮肤病的防治工作。作者应四川科学技术出版社之邀,根据严格的用药原则和 40 年的临床经验,并参阅了大量国内外最新资料撰写了本书。

　　本书着重介绍了皮肤病用药的基本原则,既经济又实用的推荐了常用的有效中西药物。简要介绍了皮肤科常见病和多发病的病因、临床特点和诊断要点,并根据病症的不同特点,拟定了各种不同的治疗方案。这些推荐方案可作为防病治病的参考,但并非作为标准或不变法则,必须密切根据病人的实际情况加以参考采用。

　　本书内容比较丰富,可供广大青少年在了解常见皮肤病的防治中有所参考。

　　由于作者水平有限,在编著本书过程中难免有错误缺点和不足之处,渴望青少年读者批评指正。

作　者

于 2012 年 1 月

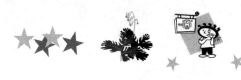

假如我们能早些知道

（代序）

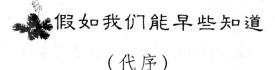

现在回想起来，有些事我们实在是知道得太晚了，假如，我们能早些知道一点儿青少年必备的医学常识，我们的习惯、性格，乃至于人生，可能都将撞开另外一番风景。

我们的青少年时期，过得相当的粗糙，那时候，全社会的人，都忙于各种没完没了的政治运动，家庭、学校、社会，乃至于国家的管理，粗放无序，甚至是混乱不堪。没有人告诉我们，哪怕是那么一丁点儿的、青少年必备的医学常识；也看不到一本指导我们怎样健康生活的书，哪怕是一本薄薄的小册子。当年，饮小球藻、甩手疗法、打鸡血、喝童子尿等等糊弄人的玩意儿，在成年人当中大行其道的时候，我们也会去附和、去效仿。看到自己的小伙伴，因为溺水、触电、煤气中毒、意外伤害，或是疾病等原因，不幸的离去，稀里糊涂不知所措的我们，只能暗自庆幸自己"命大"。

有些事，现在回想起来真是荒唐不堪。但是，它就发生了，故事往往更能说明问题。不妨叙说一例。

我在农村插队的时候，我的一个"插友"，晚上偷偷摸摸地跑到记工员家里去核对工分，在回来的路上，感觉自己的脚踝被什么刺扎了一下，当时天下着雨，他急急忙忙的往回赶，也没在意。回到知青点上，不到一袋烟的工夫，那脚踝就肿了起来，而且，越肿越快，渐渐地，小腿居然肿得比大腿还粗了！

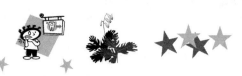

这小子就喊痛了，嘴里哼哼唧唧的，头上也冒出细细密密的汗来。这下大家就着急了起来，还好，隔壁就住着个赤脚医生，我们赶紧把他叫过来给看看。那医生来看了看伤口说："三个洞，哦，遭麻子蛇咬了，没事儿，我有偏方。"说完，他就返回家去，把他那个正在蹒跚学步的小儿子抱了过来，说："乖儿，挣泡屎出来，我要给李叔叔医蛇伤。"那孩子也真是听话，就蹲在地上，睡眼惺忪地就屙了泡稀屎出来。赤脚医生连忙跑到自留地里，掐了几片四季豆叶子，包上那泡稀屎，"啪"地糊在了我那位仁兄的伤口上，说："莫得事了，明天照常出工。"这下大家就放心了。

谁想到，到了后半夜，事情就发生了大逆转，我那个插友的腿，竟然肿得快比腰还粗了！痛得满头大汗，浑身战栗，连喊痛的力气都没有了。这一下子大家才真的着了急，连忙跑到队长家里，把队长叫起来，说："快快快，要出人命了，李知青遭蛇咬了，快死了！"队长急忙把电喇叭接通，叫了七八个壮劳力，胡乱扎了副担架，冒雨颠了十好几里山路，把那小子抬到了县医院。我们结结巴巴地给医生说，我的同学被蛇咬了，咬狠了。县医院的大夫，把那个臭烘烘的四季豆叶子掀开一看，问，这是什么？我们说，偏方，"豆叶童子黄"。医生说"什么'偏方'，臭方，简直是扯淡！咋这时候才送来，我们没法治了，送成都吧，看还有救没有。"这下子我们彻底傻眼了。

狗急跳墙的我们，赶紧跑到县知青办主任家，给主任说，知青快死了，赶快送成都，要死在县里，你知青办可不好交代哈。主任一听此言，也急了，连忙给县里汇报了此事，县里连夜派了小车把那小子送回了成都。

隔了好些天，消息从成都传了回来——插友没死成，被救活了。此时，我们心里绷得紧紧的那根弦才松了下来。后来，我问那个插友，成都的医生给你用的什么灵丹妙药，让你死里逃生？他说："血清。"我说："什么血清？我只知道《血海》。"（那时，全国各地正在上演朝鲜红色歌剧《血海》）回想当年的年轻我们，竟被这些几乎无用的负信息，充塞了大脑，而真正应该让我们知

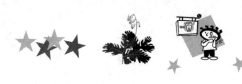

晓的,可以救命的基本医学常识,却几等于零。

荒诞的年代,自然会演绎出荒唐的故事,可怕的是,荒唐的故事险些儿就要以生命为代价了。假如我们能早些知道,哪怕是那么一丁点的医学常识和急救方法,简单地包扎处理伤口,尽早把他送到医院,我的那位仁兄也不会遭此大罪,痛得死去活来,还差点丢了性命,直到现在,他脚踝上被蛇咬的那三个小伤洞,还清晰可见!就像三只挤眉弄眼眺望着的小眼睛,仍旧在讥笑我们当年的无知、可悲与可怜。

这个"插友"的运气实在太"背",因为蛇伤的纠缠,他在很长的一段时间里,走路都是瘸着腿的,招工、招兵和招生的来了,竟误以为他是残疾人,丧失了许多本应属于他进取拼搏的人生机会,让人至今想起,仍心存戚戚焉。

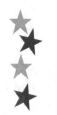

可能我举的这个例子,过于极端、过于残酷,但是这却是真实地发生过的历史。可话又说回来,那是个知识分子被讽为"臭老九",且"知识越多越反动"的时代,连"广谱"的知识都被扫地出门了,更何况这种与革命教育几不搭调的医学常识呢?

医学常识教育,在发达国家,早已列入了青少年教育的知识体系当中,这是因为教育者们清醒地认识到,对于青少年来说,学一点基本的医学常识,无疑是受用终身,非常必要的。相比之下,我们当下对青少年这方面的教育和引导,却显得相对的薄弱或欠缺。

好在我们有这些既具仁心、仁术,又敢于担当、负责的医学界专家学者,他们及时清醒地认识到,目前,对青少年进行基本医学常识的普及教育,已是当务之急,刻不容缓。这不仅仅是一个"与国际接轨"的问题,它更关系到我们的青少年能不能健康成长,顺利成人、成才,全民族总体素质,能不能全面提高的大事情!授业解惑,心动不如行动,于是,他们宵衣旰食、谋篇布局,伏案疾书,有针对性的编写出了这一套《青少年医学百科知识丛书》。为此,他们付出了自己的一腔心血和一颗爱心,他们就是我心中的希波克拉底。

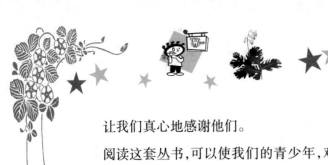

让我们真心地感谢他们。

阅读这套丛书,可以使我们的青少年,对这些应知应会的基础医药卫生常识,尽早一些的知道和尽可能多的了解,这对他们健康机智的成长,智慧达观的生活,积极完美的成人,是大有裨益的。

人生的经验和教训告诉我们,无论学习何种有益的知识,早一些,总是比晚一些的好;多一点,总比少一点的好。

是为序。

丁大镛

2012 年 2 月

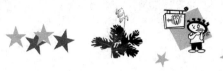

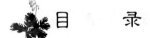 目　　录

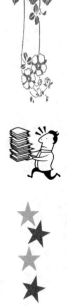

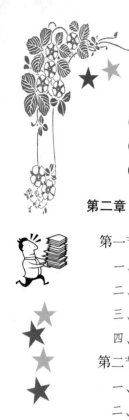
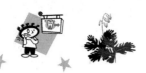

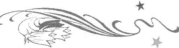

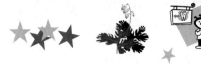

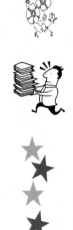

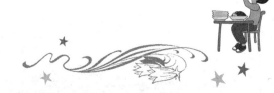

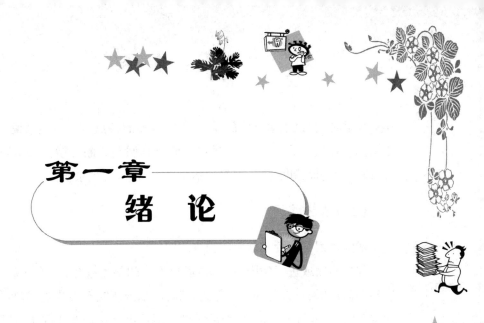

第一章
绪　论

一、皮肤病用药的基本原则和注意事项

（一）整体观念

皮肤病的损害不是孤立的，而是与全身各种疾病有联系的。在这些互相联系中，皮肤损害与内脏病变的关系最为密切。从临床看，各种内脏疾病有皮肤表现的和皮肤病有内脏器官损害的都比较多，从发病机制认识，很多皮肤病变和内脏病是一致的。要治好这些皮肤病变，就必须全面认识它们相互间的联系，尤其是皮肤损害与内脏病变的紧密关系，因此，全身治疗是一种重要方法，对皮肤病同样有着极其重要的作用。

祖国医学十分重视整体观念的治疗，《幼科铁镜》说："病于内必形于外。"因此，在治法上便主张"清其内，以绝其源"，并强调"精通内治，才能达到外病内治"。多数性器官部位皮肤病，就是要通过内用药和局部处理，才能治愈。因此，治疗这些病切忌单纯治疗皮肤损害。

（二）明确诊断

有了正确的诊断，才能正确的用药。在未明确诊断之前，不要滥用药，以免影响正确诊断，贻误治疗，增加病人痛苦。例如，我们发现有不少股癣病人，在未明确诊断之前即用氟轻松软膏外搽，致使股癣更加扩展严重。

如果诊断一时不能确定，也应对病情有全面的了解，如该皮肤病损的发

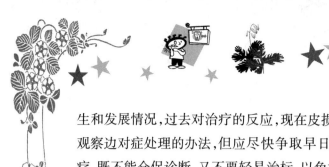

生和发展情况,过去对治疗的反应,现在皮损的特点等。一般来说,可采用边观察边对症处理的办法,但应尽快争取早日明确诊断,进行有效地针对性治疗,既不能仓促诊断,又不要轻易治标,以免妨碍正规系统治疗。

(三)清除病因

清除病因是治疗皮肤病的根本问题。

除去病因或进行病因治疗,是治疗疾病的根本措施,但有些病因一时不容易弄清,必须千方百计地去寻找和除去,如外阴接触性皮炎、湿疹等。然而在皮肤病中,有许多病的病因还不清楚,或病因清楚而难于除去;或除去了病因,但皮肤损害仍可能存在。有这些情况,则可根据皮肤损害的病变性质,采取对症用药治疗。

(四)重视病人体质和皮损性质对药物敏感度的个体差异性

为避免某些药物所具有的不良反应,全身用药必须慎重。有的药物在使用前要做皮肤试验。在使用外用药物时,一般宜由低浓度开始,以后可按病人的耐受性而逐渐增减。最好先在小范围内试用,然后再普遍应用。皮损病变范围较广泛者,还可分片轮流用药。若需要使用有一定毒性的药物或大面积用药时,不宜连续用药过久,可视病情需要,在一定时日(一般数日)后,应间隙停用 1～2 天,以预防药物吸收中毒的危险。用药种类不宜过多,配方不宜太杂,以免在发生反应后难于取舍。如果治疗效果较好,就不要随便更换其他药物。同时应当注意观察病人,适时根据病情而调整药物的用量或适当的剂型。

(五)注意病人个体和性器官皮肤病变的特殊性

性器官部位对外用药物的感受性较敏锐。尤其是女性、肤色白而细腻的患者、婴幼儿、老年人、是过敏体质的人,对药物的耐受性更差。因此,考虑使用外用药时,应相对的温和,或浓度相应的减低一些,或选用刺激性较小的药物。总之,应善于掌握病人皮肤部位差异,对药物的感受状态,随年龄、性别、

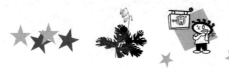

肤色、体质、皮肤、干湿度、季节和病变所在部位等,灵活地使用药物。

(六)依照不同病变及其不同时期和病损性质,选择适当的外用剂型

湿疹急性期,有水肿、糜烂、渗液时,应选用溶液湿敷,忌用泥膏、软膏等阻碍消炎、散热、引流的剂型。亚急性期,宜选用洗剂、霜剂或乳剂、粉剂或糊剂。慢性期,可选用软膏、油剂、搽剂、涂膜剂等。对范围较小的慢性无糜烂破溃的皮损,可用硬膏。皮损广泛的,可用糠、淀粉等盆浴,同时也应注意,粉剂、糊剂、硬膏尽量不用于有毛部位。总之,皮肤损害的不同性质(急性、亚急性、慢性)和不同病情(进行期、静止期、退行期),作为决定外用药的方式方法和浓度大小的重要因素之一,一般情况下炎症越重,用药越要温和。

(七)避免再刺激

有许多皮肤病病变的发展和持续存在,不一定是由于原来的发病原因所造成,而是由于再刺激因素所引起,如肥皂热水烫洗、机械的摩擦、任性搔抓,不恰当地外搽药等。这些是最常见的再刺激因素。大多数的外阴部接触性皮炎、湿疹、神经性皮炎、瘙痒症等皮肤病的加重和病程持续不愈的原因就是如此。

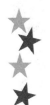

(八)重视外用药浓度和剂型在应用中的不同作用

不同性质的外用药物和同一种外用药物的不同浓度,其药理作用和作用强度差异甚大。如常用的水杨酸,质量浓度为 10~20 克/升(1%~2%)时,有促进角质形成的作用;质量浓度为 30~100 克/升(3%~10%),则有角质溶解功能;质量浓度在 100 克/升(10%)以上,就是皮肤腐蚀剂了。冰醋酸低质量浓度时,是杀霉菌剂;高质量浓度时,可为发泡剂。因此,必须熟悉和掌握不同浓度外用药物的药理作用。此外,同一种外用药物的相同浓度,在不同的剂型中所起的作用和疗效,也有很大的差异,如 30 克/升(3%)的硼酸,如果在外阴炎—湿疹处于急性期,又有糜烂渗出液时,配成溶液做湿敷,则可发挥其收敛、清洁、散热、消肿、减少渗液的良效。但是,此期如配成软膏敷

用,可阻碍渗液和热的散发而加重病情。由此可见,根据不同的病情,选用不同性质的外用药物,并注意掌握好浓度、剂型之间的关系,对提高疗效是非常重要的。

(九)避免使用致敏性强的皮肤外用药

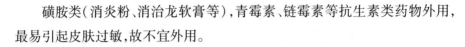

磺胺类(消炎粉、消治龙软膏等),青霉素、链霉素等抗生素类药物外用,最易引起皮肤过敏,故不宜外用。

(十)注意配伍禁忌

硫黄与汞,若无必要,一般不宜作常规配伍应用;碘与汞,不能配伍应用,否则会对皮肤产生强烈刺激性反应。

(十一)指导病人使用外用药物的操作方法

各种剂型药物怎样外用,用药量的多少、次数、时间间隔,如何保持药效,怎样包扎固定,怎样清除上一次残留于患处的痕迹等,均应耐心地向病人交代清楚,最好能做示范操作。

(十二)正规合理的换药

皮损若与原来敷料黏着时,不可用力拉下,一般应用生理盐水或液状石蜡将其浸软后,再行轻轻揭下。清洁患处时,若皮损有糜烂、溃疡、渗液等,应禁忌擦洗和用乙醇等刺激物消毒创面,只能用干棉签轻轻揾压局部,吸去渗液。如有结痂或鳞屑,也不宜用力擦除,而用棉球蘸液状石蜡轻轻揩拭。如揭去痂壳或鳞屑有困难,可先用质量分数为3%的硼酸软膏敷贴,使其软化,即易脱落,然后再清洁创面。

外阴部等处,如有渗液或脓痂,要尽量剪去阴毛,以便上药。

皮肤病外用药,有些不需包扎,搽药的面积应和损害的大小相符合,如为软膏或糊剂,可将它涂抹在敷料上,再贴于患处,其外以绷带固定。传染性皮肤病病变处的换药,要防止污染健康皮肤。

皮肤病病变处的换药,尽量少用橡皮膏直接贴于皮肤上,以免发生皮肤

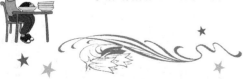

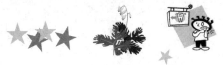

过敏、软化、表皮破损或继发感染。

(十三) 正确地使用和处理敷料

皮肤病外用药的疗效,与敷料的使用方法有关。会阴部和腹股沟的皮肤病变,可用四头带或丁字带样的敷料,或用两块软布剪裁成游泳裤式样,两侧加以缝合。阴囊部的皮肤病变,可用提睾带。

应用治疗皮肤病病变的敷料,一般需经消毒后,才能使用。用过的敷料,应放入有盖的敷料桶内。有传染性的敷料,必须通过严格的消毒处理,否则应当及时烧毁。

(十四) 坚持按计划治疗

有些皮肤病危害性较大,如不注意预防,患者不及时彻底治疗,就可能对身体健康造成严重危害,并传染给家里的人。

外用药治疗皮肤病,只要有效、未出现副作用,就不要随时经常更换药物,以免影响疗效。

二、皮肤病常用各类药物简介

(一) 现代医学内用药

1. 抗组胺药与止痒药

组胺一般在组织的肥大细胞和嗜碱性粒细胞内。当抗原第一次进入机体后,作用于浆细胞,使其产生抗体 IgE。它附着于肥大细胞、嗜碱性粒细胞表面。当抗原第二次进入机体后,与细胞表面的 IgE 结合,使细胞受伤,释放出组胺,引起血管扩张、毛细血管通透性增加,导致一系列过敏性疾病。瘙痒与组胺作用有一定联系,故抗组胺药也有抗瘙痒作用。

组胺可被下列四类药所拮抗:

(1) 竞争性拮抗药:即主要的抗组胺药,分 H_1 受体和 H_2 受体拮抗剂,均是通过药物与受体竞争性结合,阻止了组胺与受体结合,使其不能发挥作用。基于皮肤存在 H_1 和 H_2 受体,两者合用一般比单用 H_1 或 H_2 抗组胺剂效果为

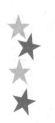

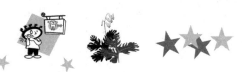

好。常用的 H_1 受体拮抗剂有苯海拉明、异丙嗪、氯苯那敏、赛庚啶、曲吡那敏、布克利嗪、去氯羟嗪、羟嗪、桂利嗪、特非那丁、阿司咪唑；较新而疗效又较好的有氯雷他定、西替利嗪、酮替芬。H_2 受体拮抗剂主要有雷尼替丁、西咪替丁等。多塞平有抗 H_1 及 H_2 两种受体的作用，因此疗效较高。

（2）组胺释放抑制药：以曲尼司特为代表，不仅是一种肥大细胞膜稳定剂，还可能对浆细胞的 IgE 产生株起抑制作用。色甘酸钠有抑制组胺释放作用。此外酮替芬和 H_2 受体拮抗剂也有抑制组胺释放的功效。

（3）生理性拮抗药：包括肾上腺素及其有关胺类如异丙肾上腺素，可用于迅速大量释放组胺而引起的过敏性休克及血管神经性水肿。

（4）破坏性拮抗药：如二胺氧化酶能破坏组胺，尚未应用于临床。

2. 皮质激素与免疫抑制药

皮质激素类药对一些严重的皮肤病确有良好的疗效，但它也有许多副作用如继发感染、高血压、糖尿病等。故应反对滥用，如用其他药可以治疗的皮肤病，为求"速效"而大量用皮质激素类药，虽能暂时控制病情，但停药后很快复发，病情可能转变得更严重，还可影响机体免疫功能。反之，也有一些病人本来应选用皮质激素类药物治疗的，因担心副作用而拒绝使用，以致贻误病情。

应用皮质激素类药物，要严格掌握适应证，可分为：绝对适应证，如系统性红斑狼疮、系统性变应性血管炎、严重药疹、剥脱性皮炎、皮肌炎、天疱疮、类天疱疮等；相对适应证，如重症荨麻疹、药疹、血管炎、重症湿疹样皮炎、弥漫性红皮症或脓疱型银屑病等。用量均以口服的泼尼松片剂 5 毫克为代表，其他各种皮质激素类药物以此作为换算的基础，如地塞米松 0.75 毫克，或氢化可的松 25 毫克相当于泼尼松 5 毫克，余类推。

泼尼松用量可分为：①大剂量，1.5～2 毫克/（千克·日）；②中等量，0.5～1.2 毫克/（千克·日）；③小剂量，0.5 毫克/（千克·日）。一般首次剂量要足以控制病情，当症状控制后短程（1 周以内）可以停药外，宜渐次减量，最后减到维持量，待完全康复后再慎重停用。急重症可先用地塞米松或氢化可的松静脉滴注，待急性症状控制后，再改口服泼尼松。服药方法：每日 3 次，小剂量时，可于清晨顿服 1 次，或隔日晨顿服 1 次。用药同时要辅以钾、

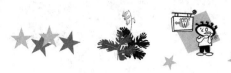

钙、维生素 C,保护胃药,饮食要高蛋白、低糖、低盐、低脂肪,加强预防细菌、真菌感染(附表)。

自身免疫性及变态反应性皮肤病可采用免疫抑制剂治疗。其作用为抑制细胞分裂,影响细胞代谢及阻止抗体形成,从而抑制免疫反应,改善症状,但也可能引起较重的副反应,故应慎重应用。其适应证要根据不同病情选用不同的免疫抑制剂,如红斑性狼疮肾病用环磷酰胺或硫唑嘌呤;天疱疮、类天疱疮在用皮质激素效差或需较快减量时,可用环磷酰胺或甲氨蝶呤;关节炎型、脓疱型、红皮症型银屑病,可选用甲氨蝶呤。T 淋巴细胞瘤肿瘤期,可用环磷酰胺等与皮质激素联合治疗。雷公藤、昆明山海棠也有较好的免疫抑制作用。应用免疫抑制剂期间,应经常查血、尿及肝、肾功能,一定要在医生指导下使用药物。

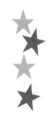

附表　皮质激素类药物种类、药效及用量表

类 别	制 剂	药 效	成人用量(毫克/日)	用 法
短效	可的松	弱	100 ~ 300	口服
	氢化可的松	弱	100 ~ 300	静脉滴注
中效	泼尼松	中	20 ~ 40	口服
	阿赛松	中	16 ~ 32	口服
	泼尼松龙	中	20 ~ 30	口服
	甲泼尼龙	中	16 ~ 32	口服
	曲安西龙	中	8 ~ 12	口服
长效	地塞米松	高	2 ~ 10	口服或静脉滴注
	倍他米松	高	2 ~ 6	口服

3. 免疫增强剂与维生素

(1)免疫增强剂:在治疗病毒性疾病、自身免疫性疾病和其他免疫异常病有一定效果。常用的有:

1)左旋咪唑:主要影响细胞免疫。适应证有红斑狼疮、硬皮病、白塞病、复发性口腔炎、家族性良性天疱疮、扁平苔藓、聚合性痤疮、多形红斑等。每日给药会发生免疫抑制,故可每周连服 2 日或 2 周连服 3 日。本品成人每日口服 150 毫克,儿童按 2.5 毫克/(千克·日)计算。常见的副作用有恶心、腹泻、感觉缺失、中枢刺激现象、白细胞减少、发热、皮疹、关节炎、口腔溃疡等。

2)转移因子:能转移对真菌、细菌、病毒、寄生虫,以及组织相容性抗原及

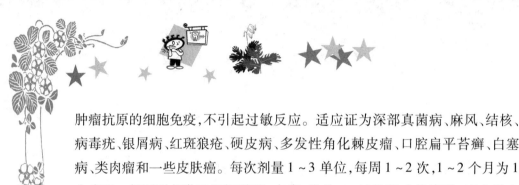

肿瘤抗原的细胞免疫,不引起过敏反应。适应证为深部真菌病、麻风、结核、病毒疣、银屑病、红斑狼疮、硬皮病、多发性角化棘皮瘤、口腔扁平苔癣、白塞病、类肉瘤和一些皮肤癌。每次剂量1~3单位,每周1~2次,1~2个月为1个疗程。偶可引起淋巴组织增殖、皮疹、发热,一过性肾功能障碍、痤疮增多等。

3)干扰素:主要有抗病毒、提高免疫监视能力、抗肿瘤作用;尚有抗细菌、真菌及原虫等作用。对于下列疾病的治疗:皮肤恶性肿瘤、复发性单纯疱疹、严重带状疱疹、尖锐湿疣等有一定疗效。常见的副作用有畏寒、发热、乏力、头痛、厌食、肌痛和关节痛,偶有可逆性骨髓抑制、肝功异常等。

4)聚肌胞:是干扰素的诱导体,在干扰素不能广泛应用的情况下,可代替干扰素。剂量为1~2毫克,肌内注射,每周3次。副作用有发热、胃肠症状等。本药有时反而促进肿瘤生长,故不适宜肿瘤治疗。

5)胸腺素:可使免疫功能恢复正常,但不能将免疫功能提高到新的水平。适应证为慢性白色念珠菌病、泛发性红色毛癣菌病、红斑狼疮、干燥综合征、白塞病等。肌内注射,每次2~10毫克,每日或隔日1次,1个月为1个疗程。偶有注射部位红斑、荨麻疹、发热、头痛、肝炎等。

(2)维生素:一般是治疗某些皮肤病的辅助用药。

1)维生素A:主要利用其抗角化作用。维A酸类是一组维生素A的衍化物,有全反式维A酸、13顺—维A酸、阿维A酯和芳香维A酸乙酯等。它们有如下作用:①抗银屑病,阿维A酯对顽固难治的关节病型、红皮症型及脓疱型银屑病有效;②抗痤疮,13顺—维A酸对减少皮脂分泌、粉刺形成,抑制痤疮杆菌,尤其对结节、囊肿痤疮疗效显著;③抗角化过度,阿维A酯及芳香维A酸可治疗鱼鳞病、疣状表皮痣、毛囊角化症、毛发红糠疹和可变性红斑角化症等;④抗皮肤肿瘤,阿维A酯对基底细胞瘤有效;⑤其他作用,着色性干皮病、疣状表皮发育不良、口腔黏膜白斑、化脓性汗腺炎、光线性角化、角化棘皮瘤、蕈样肉芽肿、角层下脓疱病、疱疹样脓疱病、播散性环状肉芽肿、结节病、进行性系统性硬化症、硬化萎缩性苔癣、盘状红斑狼疮和白塞病等有效。口服剂量:全反式维A酸30毫克/日;13顺—维A酸0.5~1毫克/(千克·日);阿维A酯1~2毫克/(千克·日);芳香维A酸乙酯0.5~4毫克/(千

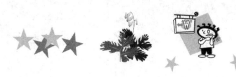

克·日）。通常从较小量开始,如无明显副作用,逐渐增量,有效后维持或适当减量;有副作用则减量或暂停本药。副作用有致畸。孕妇禁服,妇女停药6个月以上方可怀孕;本品还可发生骨骼早熟性闭合及骨质疏松等症,服药期间应定期骨骼照片;儿童服药不能超过半年。此外,尚可有唇炎、结膜炎、口干、脱发、甲周炎、皮肤干燥菲薄和瘙痒、红斑及瘀斑、头痛、关节痛、胃肠反应、感觉异常、血象及肝功能改变等。β胡萝卜素是维生素A的二聚体,主要用作防光剂,治疗光感性皮肤病,口服剂量90～180毫克/日,副作用有皮肤黄染、腹泻及月经失调等。

2)维生素B族:维生素B_1及B_{12},用于神经性皮炎、带状疱疹;维生素B_2及B_6,用于脂溢性皮炎等。

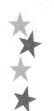

3)维生素C:可增强毛细血管壁致密性、还原黑色素等,用于治疗各种紫癜、变态反应性皮肤病、色素性皮肤病,也用作砷剂或某些金属的解毒剂,对溃疡的愈合也有帮助。维生素C口服剂量0.6～0.9克/日,也可以较大剂量加入葡萄糖液中,静脉滴注或静脉注射。

4)维生素D_2:用于皮肤结核,维生素D_3用于银屑病。

5)维生素E:有增强毛细血管抵抗力,保护维生素A免于氧化破坏,使变性的胶原纤维和弹力纤维恢复,并维持正常肌肉结构功能等作用。主要治疗血管性疾病、结缔组织病、大疱性表皮松解症、萎缩性肢端皮炎和冻疮等。口服剂量300毫克/日。长期大量服用偶可有头痛、眩晕、恶心、疲乏、视物模糊、月经失调等副作用。

6)维生素K:能维持凝血功能,与皮质激素有协同作用,也可纠正自主神经功能紊乱。主要用于出血性疾病,亦可试用于慢性荨麻疹、银屑病及扁平苔癣等。

7)维生素PP:具有促进新陈代谢作用,可用于治疗冻疮、多形红斑、光感性皮肤病、副银屑病等,口服剂量50～100毫克/次,每日3次,饭后服。

目前对维生素类药存在滥用现象,特别是作为补药来用,这不仅浪费药物,而且可引起不良反应。所以应用维生素也要在医生指导下,有针对性地应用。

4. 抗生素与其他抗感染药

（1）抗生素:用于感染性皮肤病,恰当的选用是消灭传染源的有力武器,

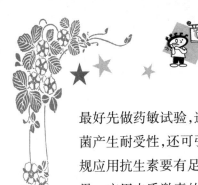

最好先做药敏试验,选用敏感性高的抗生素。长期大量使用抗生素能使病原菌产生耐受性,还可引起真菌的继发感染等,所以对抗生素切不可滥用。正规应用抗生素要有足够的疗程,也要按规定的时间及剂量,以达到预期的效果。应用皮质激素的病人,同时用抗生素预防感染,不宜提倡,因待发生感染需要使用抗生素时,可能病人已经产生耐药性。

对抗生素的毒副作用,是不可轻视的,如应用四环素可引起光敏性皮炎,不少抗生素还可引起过敏及其他内脏损害等。

抗生素可分为杀菌和抑菌两大类。属于杀菌者,有青霉素、链霉素、头孢菌素类等。属于抑菌者,有四环素、红霉素、氯霉素等。杀菌性抗生素之间有协同作用;抑菌性抗生素之间有加强作用,但抑菌性与杀菌性抗生素之间有拮抗作用。

(2)磺胺药:具有抗菌谱广、可以口服、吸收较迅速、不易变质等优点。增效剂(TMP)的出现,加强了磺胺药的抗菌作用,使磺胺药的应用更为普遍,主要治疗皮肤细菌感染,但由于本品毒副作用较多,故宜谨慎使用。最常用的是复方磺胺甲噁唑。

(3)喹诺酮类抗菌剂:目前临床应用较多的有诺氟沙星、氧氟沙星、环丙沙星、依诺沙星和培氟沙星、左氧氟沙星。它们都有很强的抗菌活性和杀菌作用,具有广泛的抗菌谱,可用于治疗多种感染,至少可取代或部分替代复方磺胺甲噁唑、氨苄西林、第二或第三代头孢菌素,以及氨基糖苷类抗生素。它们毒副反应较小,不易耐药,与其他药也不易交叉耐药。

(4)抗真菌药:常破坏真菌细胞。制霉菌素口服,只能治疗胃肠道真菌感染。两性霉素B对常见的深部和浅部真菌,以及一些曲霉、根霉和毛霉有较强的抗菌作用。灰黄霉素对真菌有抑制作用,对皮肤丝状菌、孢子丝菌有效。克霉唑对念珠菌、隐球菌、曲霉、球孢子菌、组织孢菌及一些皮肤丝状菌有良好的抑菌作用。氟康唑副作用较小,是有发展前途的一类药,半衰期长。碘化钾口服治疗孢子丝菌病,疗效突出、安全可靠,可以用作诊断性治疗试验。伊曲康唑、疗霉舒用于口服,对各种浅部真菌病和多种常见的深部真菌病有良效,副作用轻微。

(5)抗病毒药:对于病毒性皮肤病,目前还没有特别理想的药。最常用的

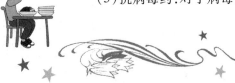

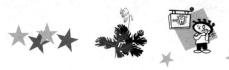

有吗啉胍、阿昔洛韦、利巴韦林、伐昔洛韦、阿昔洛韦、泛昔洛韦等。

(二)现代医学外用药

1.外用药剂型特点

(1)粉剂:是一种或一种以上药物均匀混合制成的干燥粉末状制剂,供外用撒布。常用作吸收皮肤表面汗液、皮脂,使皮肤干燥;在涂搽药膏后,外撒粉剂,可加强吸收和附着,减少油腻衣物;增加散热面积,在夏季或洗浴后,扑撒于皮肤,有清凉、消炎和止痒等作用;隔绝或减轻外界对患处的刺激,有保护作用。其用法是用扑粉团或用棉球蘸粉扑撒,也可纸盒装粉后在一端凿多个小孔撒布。常用的有淀粉、滑石粉、氧化锌粉、扑粉、痱子粉、脚气粉、腋臭粉、去汗粉等。

(2)溶液:皮肤外用溶液一般为非挥发性药物的澄清水溶液,供局部涂搽、洗涤、沐浴、湿敷用。根据所含药物不同,分别具有消炎、杀菌、止痒、镇痛、收敛、引流、清除结痂和污物等作用。冷溶液作湿敷,由于水分蒸发,产生冷却作用,可使局部蓄热放散,并能抑制末梢神经冲动,而减轻局部不适感。热溶液作湿敷,由于热作用于皮肤,可使表面血管扩张,循环加快,增加白细胞的吞噬作用,促进炎性浸润吸收。其用法是,湿敷是用6~8层相当于患处大小的纱布,浸湿药液,贴敷患处。湿敷有冷湿敷和热敷两种,每种又可作开放性和闭合性处理,皮肤病常用的是冷湿敷。冷湿敷用于非感染性炎症部位,半小时左右更换敷料,或定时向敷料上加冷药液,使之保持一定冷的温度。热湿敷常用于感染性炎症。热湿敷的温度,以45℃左右为宜。开放性湿敷,是仅将敷料置于患部,定时更换一次,一般适用于渗出液多者;闭合性湿敷,是在敷料处加盖与湿敷料相当大小的油纸或塑料膜,并以绷带包扎固定,这样可减少药液的蒸发和更换敷料次数,可每3~4小时更换一次,适用于渗出液少者。此外,溶液还可用棉签蘸液外搽,每日数次。

溶液常用的有30克/升(3%)的硼酸液、1克/升(0.1%)的醋酸铝液、1克/升(0.1%)的依沙吖啶液、0.2克/升(0.02%)的呋喃西林液、10克/升(1%)的甲紫液、0.1克/升(0.01%)的高锰酸钾液、1克/升(0.1%)的利福平液、5克/升(0.5%)的氯己定液、0.1~1克/升(0.01%~0.1%)的苯扎溴

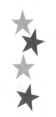

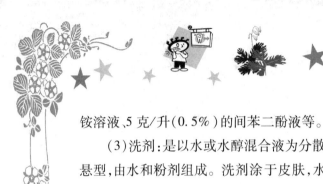

铵溶液、5 克/升(0.5%)的间苯二酚液等。

(3)洗剂:是以水或水醇混合液为分散剂的外用液状制剂。目前,多用混悬型,由水和粉剂组成。洗剂涂于皮肤,水分被蒸发后,能形成一层保护膜,产生保护作用。但它易脱落,故常加入适量甘油,亦可在洗剂中加入助悬剂,使药物形成更细的粒体,均匀的混悬于水中,静置后,稍加震荡,也易腾起,便于使用,并可使药物在皮肤上形成一层更好的保护膜,增强洗剂效果。其作用是洗剂涂布后,由于液状蒸发吸热,使皮肤冷却,产生清凉止痒作用,用时药物在皮肤上形成一层保护膜,具有收敛、干燥、消炎、保护等作用。其用法是先充分振摇均匀后,用棉签蘸之涂于患处,每日多次。常用的有炉甘石洗剂、白色洗剂、硫黄洗剂、氧化锌洗剂等。

(4)搽剂:系一种油状、乳状或含醇的外用液状制剂。搽剂的溶剂一般为非水的,常用的有醇、油、二甲基亚砜等。应用时涂于皮肤,有时需搓搽。搽剂有保护、刺激、收敛、消炎等作用。常用的有皮脂溢搽剂、肽丁胺搽剂、补骨脂搽剂、樟脑搽剂、三氯化铝搽剂等。

(5)酊剂:系用不同体积分数的乙醇浸制药材或溶解化学药物而成的液状制剂;亦可用流浸膏稀释制备。外用酊剂有杀菌、消毒、止痒、溶解角质和促进药物吸收等作用。用棉签蘸药液涂搽患处,每日数次。常用的有碘酊、土槿皮酊、水杨酸酊、苯甲酸酊、樟脑酊、百部酊等。

(6)油剂:以油作为液状制剂,称为油剂。当主药溶于植物油或液状石蜡时,为澄明的油溶液;当主药为不溶性粉末,即为油混悬剂。油剂有润滑、保护、清除鳞屑和结痂等作用,作用缓和无刺激性。本品可用于表皮剥蚀的创面及渗透不多的急性、亚急性湿疹或皮炎,也用于糠疹类皮肤病。常用的有氧化锌油、制霉菌素油、氯霉素油等。

(7)凝胶剂:是含有胶性成膜物质的液状制剂。涂于皮肤后,形成一层胶状膜,相当于外加封包,因此,其主药渗透吸收能力增强,作用深入而持久。一般有保护及其他治疗作用。常用的有氧氟沙星凝胶、达克罗宁涂膜剂等。

(8)糊剂:是将大量粉末状药物与脂肪性基质或水溶性基质混合制成,硬度较大。性质缓和,有保护、吸收创面渗液等作用,能使表皮软化,除去痂皮、鳞屑。用法是先将药涂在纱布上,然后贴于患处,外面再行包扎。

（9）霜剂：半固状软膏状的乳剂，称霜剂。可分为两种：①水包油型，即油性小滴均匀分散于水中者；②油包水型，即水性小滴均匀分散于油中者。霜剂洁白细腻，外用时清洁而舒适，无污染之弊，易于清除，不贮留热量，与水、油及皮肤分泌物皆有亲和能力，有适宜的硬度和涂展性，主药的释放、渗透及吸收性能均良好。具有润滑、保护、清凉等作用。用法是将霜剂少许均匀薄薄地搽于患处，加压、揉搓及外加封包，均可促使药物的渗透和吸收。常用的有氢化可的松霜、泼尼松霜、克霉唑霜、尿素霜、二氧化钛霜等。

（10）软膏：系在适宜的基质中加入治疗性药物混合而成的一种均匀、细腻、半固体状外用制剂。有保护创面、防止干燥、恢复皮肤正常柔软、软化痂皮、除去创面污物，促进肉芽生长等作用。用法是直接将软膏涂于患处，略加摩擦，以纱布包扎，每日更换 1～2 次。常用的如呋喃西林软膏、氧化锌软膏、硫黄软膏、复方苯甲酸软膏、硼酸软膏等。

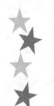

（11）硬膏：系药物与固体或固体的黏性基质混合涂布于皮、布、纸等裱褙材料上，供贴敷于皮肤的外用制剂。硬膏可于局部或透过皮肤对皮肤深层起作用，可使皮肤角质层软化与溶解角质，有利于药物透皮；能阻断外界病理因素的恶性刺激，避免继发感染，改善神经系统调节，利于组织新生。用法，用前先用水轻拭患部，待干后，将硬膏微加温热，贴于患部，每 2～3 日更换 1 次。

2.外用药作用特点

（1）清洁作用：能清除皮损面上的鳞屑、痂皮、渗出物、药物残迹及污垢，以利诊断和治疗；清除健康皮肤上的染料、油脂、树脂、油漆等污物，以免除刺激。常用的有软皂、乙醚、松节油、植物油及液状石蜡等。

（2）防腐消毒作用：防腐只能抑制细菌或真菌的生长、繁殖；消毒是杀死各种微生物。常用的有乙醇、碘酊、碘伏、甲醛、漂白粉、过氧化氢、高锰酸钾等。

（3）抗菌作用：抗生素以及其他新型化学药物，有治疗细菌性皮肤病作用，但有些易引起过敏或耐药菌株的产生。常用的有红霉素、新霉素、四环素、呋喃西林、依沙吖啶等。

（4）抗真菌作用：有些药物对浅部、深部真菌感染皆有效，如克霉唑。抗

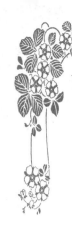
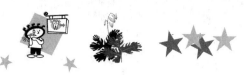

浅部真菌的有硫黄、水杨酸、苯甲酸、冰醋酸、间苯二酚等;抗深部真菌的有碘化钾、制霉菌素等。

(5)抗病毒作用:有直接作用于病毒本身的,如碘苷等;也有通过腐蚀作用而将病毒性赘生物除去的,如水杨酸等。两种作用均有的如足叶草酯等。

(6)杀寄生虫、昆虫作用:如硫黄、氨水、丁香罗勒油等。

(7)止痒作用:痒的本质尚未明确,因此有不少止痒剂的作用机理有待进一步探讨。常用的有薄荷脑、樟脑、达克罗宁等。

(8)保护吸附作用:一般为中性或无刺激性的植物或矿物性药粉,具有保护、吸附、安抚、干燥等作用。常用的有氧化锌、炉甘石等。

(9)角质形成和角质溶解作用:角质形成角化还原,是指能将角化不全或角化过度等异常角化过程转变为正常。角质溶解也称角质分离、角质剥脱,因能除去过度增厚的角质层及鳞屑,兼有角质形成作用,因此,角质溶解与角质形成是不能截然分割开的,唯前者质量浓度较高,以角质溶解为主;后者质量浓度较低,以角质形成为主。如 30 ~ 50 克/升(3% ~ 5%)的煤焦油发挥角质形成作用,100 克/升(10%)以上能使角质溶解。常用的有松焦油、水杨酸等。

(10)抗皮脂溢出作用:某些抗炎剂、角质溶解剂、维生素等有一定抗皮脂作用。常用的有四环素、红霉素、克林霉素、硫黄、维生素 B_6、软皂等。

(11)着色作用:某些金属及非金属元素及其化合物;补骨脂素及其衍生物;肾上腺皮质激素等有一定着色作用。常用的有补骨脂素等。

(12)脱色作用:如氢醌有抑制色素合成过程中所必需的酪氨酸酶的活性,从而使色素合成减少。过氧化氢由于氧化作用使色素变浅。常用的有100 克/升(10%)的硼砂溶液、30 克/升(3%)的过氧化氢液、质量分数为 2%的氢醌霜等。

(13)防光作用:包括避光和滤光作用。避光是使直射光线发生折射或漫反射的作用,从而减弱光线对皮肤的照射,尚有物理性屏障作用。常用的有炉甘石、氧化锌、二氧化钛等。滤光是吸收引起皮肤反应波长的光线,从而保护皮肤免受刺激。常用的有二苯甲酮类、对氨苯甲酸、水杨酸苯酯等。

(14)止汗作用:其止汗作用多为暂时性,常用的局部止汗药有乌洛托品、

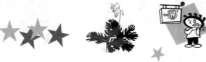

甲醛溶液等。

(15)腐蚀作用:具有强烈的毁灭组织作用,用时必须谨慎,保护好病变周围的正常组织。常用的有 300 克/升(30%)的冰醋酸、200 克/升(20%)的水杨酸、50 克/升(5%)的氢氧化钾液、硝酸银等。

(16)脱毛作用:常用的脱毛剂中含有硫化钡或硫化钠,因可引起局部刺激,故应用时须慎重。雄黄石灰膏也用于脱毛,偶可引起局部刺激。

(17)润滑作用:能避免外界物理或化学性因素的不良影响,使皮肤保持正常弹性及柔软状态。常用的有豚脂、羊脂、植物油、液状石蜡、甘油、蓝油烃等。

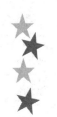

(三)传统医学内用药

祖国传统医学皮肤病的内治原则,可概括为 10 法:

1. 疏风解表法

疏风解表多用于外证初起,风热之邪或风寒之邪客于肌表,造成营卫不和而发皮疹。

(1)清热疏风解表法:风热之邪,郁于肌腠,皮疹色鲜红,肌肤肿热,可融合成大片,遇热瘙痒加重。常用药物有消风散,适用于急性荨麻疹以及由于风湿血热引起的皮肤疮疡等病。银翘散,适用于一切皮肤疮疡红肿痛痒,邪气在表,头昏少汗、发热重、恶寒轻者,如急性湿疹、荨麻疹、丹毒初起、痈疖等病。桑菊饮,主治荨麻疹以及皮肤疮疡初起,兼有表证、偏于风热者。

(2)散寒疏风解表法:风寒之邪,侵袭肌表,皮疹色白、瘙痒明显,时隐时现,遇冷加重,遇热则缓。常用药物有桂枝汤,适用于因风寒外袭而致的营卫不和之荨麻疹。麻黄汤,适用于外感风寒引起的急性荨麻疹及寒冷性荨麻疹。

2. 清热利湿法

清热利湿用于湿热之证,湿邪侵入,缠绵不断,反复发作,湿邪郁久化热,而表现湿热俱重者,故皮疹泛发,红斑水疱,津水渗溢,瘙痒无度。常用药物有龙胆泻肝汤,适用于急性渗出性皮肤病,如急性湿疹、皮炎、带状疱疹、阴囊湿疹、女阴溃疡等病。萆薢渗湿汤,适用于下肢湿疹、丹毒、浸渍型足癣等。

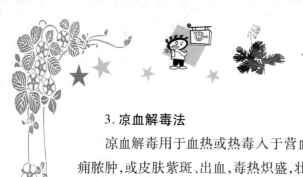

3. 凉血解毒法

凉血解毒用于血热或热毒入于营血之证。皮肤可见发丹、红肿灼热、疮痈脓肿,或皮肤紫斑、出血,毒热炽盛,壮热不退。常用药物有犀角地黄汤,适用于重症多形性红斑、继发性红皮症、系统性红斑狼疮、过敏性紫癜等病。黄连解毒汤,适用于疖、痈、过敏性紫癜及一切感染性疾病。

4. 活血化瘀法

活血化瘀用于气血不畅、郁滞不通的病症,可见有紫斑、瘀点、结节硬块,压之疼痛。还可见皮肤肿硬、肥厚。常用药物有血府逐瘀汤,适用于带状疱疹后遗症、瘢痕疙瘩、血栓闭塞性脉管炎等病。通窍活血汤,主治斑秃、全秃、酒渣鼻、荨麻疹(血瘀型)等。

5. 滋阴降火法

滋阴降火用于阴虚内热之证,因阴液内伤、阳气偏亢,表现有五心烦热、咽干唇燥、黏膜溃疡、疹色不鲜、反复发作者。常用药物有大补阴丸,适用于严重皮肤病,如系统性红斑狼疮、皮肌炎等病久伤津耗液而引起的阴虚内热诸症。知柏八味丸,适用于系统性红斑狼疮、皮肌炎等出现肾脏损害者。

6. 养血润肤法

养血润肤用于因血虚风燥而引起的皮肤干燥、脱屑、肥厚、角化、皲裂、毛发枯槁、瘙痒难忍等。常用药物有养血润肤饮,适用于银屑病(血燥型),一切慢性瘙痒性、角化性皮肤病。当归饮子,适用于慢性荨麻疹、玫瑰糠疹、银屑病、慢性湿疹、皮肤瘙痒症等,尤其对老年慢性瘙痒性皮肤病效佳。

7. 健脾化湿法

健脾化湿用于脾虚湿盛的病症,湿邪蕴于肌肤,身起水疱,流水作痒,皮色不红,瘙痒轻微,病程缓慢。常用药物有除湿胃苓汤,适用于带状疱疹(湿盛型)、慢性及亚急性湿疹、神经性皮炎、皮肤瘙痒症、银屑病及其他疱疹性和渗出性皮肤病。清脾除湿饮,适用于疱疹样皮炎、天疱疮、亚急性湿疹、脂溢性皮炎、接触性皮炎、脓疱疮等。

8. 温阳补肾法

温阳补肾用于阳气虚衰、肾气不固、阳气不能达于四末,故出现肢端发凉、紫绀、疮面晦暗、溃口不愈形成瘘管者。常用药物有右归丸,适用于系统

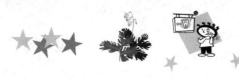

性红斑狼疮(脾肾两虚型)、硬皮病、雷诺病等。七宝美髯丹,适用于斑秃、脂溢性脱发以及白发等病。

9. 温经通络法

温经通络用于因寒湿之邪,阻于经络,痹塞不通,肢端紫红肿痛,关节屈伸不利者。常用药物有独活寄生汤,适用于关节病型银屑病的对症治疗及结缔组织病出现有风寒痹痛者。当归四逆汤,适用于肢端动脉痉挛症(雷诺病)、冻疮初起、脉管炎、肢端硬化症、手足青紫症及系统性红斑狼疮、硬皮病等。

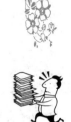

10. 舒肝理气法

舒肝理气用于肝郁气滞,气机不畅所致的肝郁化火,皮肤起水疱,灼热疼痛;或气滞痰凝,皮肤出现硬结肿物;或肝郁气结,肾水不能上承,面色黧黑如尘者。常用药物有逍遥散,适用于色素性皮肤病,如黄褐斑、黑变病;慢性炎性皮肤病,如结节性红斑、痤疮、神经性皮炎等。

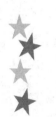

以上 10 个法则,概括了皮肤病的内治基本法则。它们不是孤立的,而是互相间有密切联系的。一个病种可在不同发展阶段运用不同法则治疗,必须灵活运用才能取得理想疗效。

(四)传统医学外用药

祖国传统医学治疗皮肤病很重视外用药,应用时,也要进行辨证施治,根据疾病不同的发展过程、变化,选用不同的药物、剂量等,常用的中药外用剂型有:

1. 散剂

散剂,由一种或多种中药,经过煅、炼、焙、碾、水飞等法处理后,过筛而成的细粉,具有清热解毒、散风祛湿作用。常用的有颠倒散,主治痤疮、酒渣鼻等。密陀僧散,主治汗斑、足癣、白癜风、腋臭等。

2. 水剂

水剂,由一种或多种中药加水煎煮后滤过,待冷后,用于洗涤或浸泡,或湿敷皮损处,具有清热消肿、收湿止痒的作用,常用的有马齿苋(鲜品更佳)单味水煎煮,适用于急性湿疹、皮炎等。干葛水剂(干葛、枯矾),适用于手、足多

汗症。

3. 洗剂

洗剂,将不溶于水的药粉与水混合,其药粉沉淀于水中,使用时需经振荡摇匀。有清凉、消斑、解毒之功。适用于红斑、丘疹性皮肤病。常用的有三黄洗剂(大黄、黄柏、黄芩、苦参),适用于皮肤红肿焮痒、疖、丹毒初起。

4. 酊剂

酊剂,将单味药或复方药浸泡于酒(体积分数为75%的乙醇或白酒)或米醋中,密封7～20天后滤过成的药酒或药醋。具有敛湿散风、杀虫止痒作用,多适用于慢性、肥厚性、瘙痒性皮肤病。常用的有百部酊[200克/升(20%)],适用于神经性皮炎、荨麻疹、皮肤瘙痒症等。

5. 油剂

油剂,一种是经提炼而成的油;另一种是将单味药或复方药放在植物油中煎炸后滤过而成。具有润泽皮肤、生肌长肉之作用。常用的有紫草油(紫草、黄芩)适用于尿布皮炎、婴儿湿疹、Ⅰ度烫伤等。甘草油(甘草浸泡后煎炸),用于清洁创面或作赋形剂。

6. 油调剂

油调剂,是用植物油或药油与药粉调和成糊状,以 300～500 克/升(30%～50%)为宜,具有解毒收敛等功效,适用于急性、亚急性,有糜烂、渗出的疮面与皮损。常用的有黄连油(黄连粉、植物油)适用于接触性皮炎、脓疱疮等。

7. 软膏剂

软膏剂,单味或复方中药粉与凡士林、羊毛脂、豚脂、蜂蜡等调合成半固体状,其透入性较强;具有解毒消肿、软坚润肤作用,适用于较深在的皮肤病及慢性、肥厚、脱屑性皮肤病。常用的有润肌膏,主治皮肤皲裂、干性脂溢性皮炎。

8. 膏药(硬膏剂)

膏药,是用脂肪、蜡、桐油,加入粉剂,经高温熬炼而成,摊在布上或纸上,贴在皮肤上借助皮肤温度,使膏药变软,但不溶化,其深透作用很强;具有解毒、活血、祛风等作用;适用于局限性、慢性、肥厚角化性、硬结性皮肤病,常用

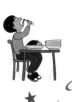

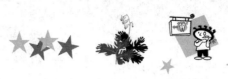
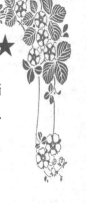

的有,独角莲硬膏[独角莲、白芷、皂角刺、防己、连翘、生穿山甲、金银花、当归、海桐皮、生南星、苏木、刺猬皮、昆布、蓖麻子、血余炭、豨莶草、干蟾、麻油、乳香(去油)、没药(去油)]。主治结节性痒疹、瘢痕症、痈肿等。

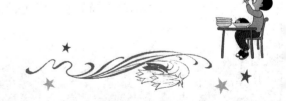

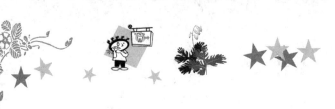

第二章
常见皮肤病药物的临床应用

第一节　细菌性皮肤病

一、脓疱疮

脓疱疮,俗称黄水疮。是一种常见的化脓球菌传染性皮肤病。病原菌主要为葡萄球菌、链球菌。

【临床特征】

本病好发于夏秋季节,多见于 2 ~ 7 岁儿童,传染性强,好发于人体口周等暴露部位,初发多为丘疹或水疱,迅速变为脓疱,破后露出糜烂面,并形成蜜黄色厚痂,自觉瘙痒。

【诊断要点】

根据病史和临床体征不难作出诊断。脓疱疮伴全身反应者,血中白细胞总数增高,中性粒细胞增多。

【用药原则】

皮损用药以局部治疗为主,原则为清洁、消炎、杀菌、干燥、收敛、防止蔓

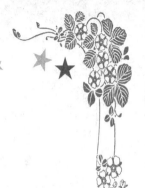

延。以应用糊膏、乳膏为宜,药物中应含有抗菌药。

【药物介绍】

1. 呋喃西林

剂型规格:乳剂,2 克/升(0.2%),20 毫升/瓶。

剂量用法:每日外搽 3 次。

作用:杀灭、抑制葡萄球菌等化脓细菌。

注意事项:对本品过敏者禁用。

2. 复方氧氟沙星

剂型规格:乳剂,30 毫升/瓶。

剂量用法:每 6~8 小时 1 次,一般每天外搽 3 次。

作用:本品对革兰阳性球菌和阴性球菌有较强的抗菌作用,对革兰阳性杆菌、螺旋体、梭状芽孢杆菌、放线菌等均有抗菌作用。

注意事项:对本品过敏者禁用。

【推荐用药方案】

方案 I

复方克林霉素溶液,清除脓疱壁后外搽,每日 3 次。治疗期间不必同时应用其他内服、外用药物。本方案适宜轻症患者使用。

方案 II

青霉素钠,80 万单位/次,肌内注射,隔 6~8 小时 1 次。外搽复方氧氟沙星乳剂,每日 3 次。本方案适宜重症患者使用。

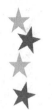

【简便用药方案】

10 克/升(1%)的甲紫、紫草油,每日交替涂布各 2 次。

【中医中药】

本病系脾湿内蕴,腠理失固,外受热毒侵袭所致。

1. 风热毒型

主症:脓疱初生,稍有痒感。

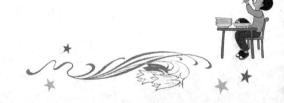

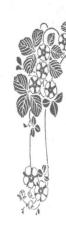
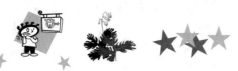

治则:疏风清热,除湿解毒。

方药:金银花甘草汤。

金银花 15 克,紫菀 9 克,紫花地丁 15 克,夏枯草 9 克,牡丹皮 9 克,连翘 15 克,茯苓 9 克,黄连 3 克,甘草 6 克,水煎服。

2. 热毒炽盛型

主症:脓疱大而多,疱周绕以红晕。

治则:清热解毒。

方药:五味消毒饮加减。

金银花 15 克,野菊花 10 克,紫花地丁 15 克,天葵子 10 克,蒲公英 15 克。水煎服。

3. 余热未尽型

主症:脓疱干涸,疮面结有黄痂。

治则:清热除湿,扶正解毒。

方药:龙胆泻肝汤。

龙胆草(酒炒)10 克,黄芩 10 克,栀子 10 克,泽泻 10 克,木通 10 克,车前子 12 克,当归 10 克,生地 10 克,柴胡 10 克,生甘草 10 克。水煎服。

上述各型在内服药的同时,可用野菊花 30 克,苦参 30 克,枯矾 20 克,蒲公英 30 克。加水 1 000 毫升,煎成 500 毫升,清洗创面,每日 2 次。洗后以青黛散适量,用植物油调成糊状,外用。

【预防】

注意皮肤卫生,避免搔抓。有痱子或瘙痒皮肤病者,应及时治疗。

二、汗腺炎

汗腺炎为顶泌大汗腺腺口闭塞,继发细菌感染而致的一种慢性化脓性炎症。病原菌多为葡萄球菌、链球菌等。

【临床特征】

发病部位,男性以外阴及肛门部为多见,妇女多见于腋窝。常发生在青、

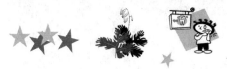

中年人。病起初期有触痛的红色皮下硬性结节，渐发生破溃化脓，形成瘘管，也可发展成大的慢性化脓性深在脓肿。伴随着潜伏的窦道、成簇的粉刺、索条状纤维化及穿凿性溃疡。反复发作，病程迁延甚长，最后常导致硬化和瘢痕形成。

【诊断要点】

根据皮损特点和局部涂片及培养发现致病细菌可作出诊断。

【用药原则】

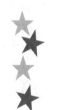

早期足量抗生素全身应用为重点；皮损顽固者，宜根据细菌培养和药物敏感试验，选择适宜的抗生素。

【药物介绍】

红霉素

剂型规格：片剂，0.125 克/片。

剂量用法：0.25 克/次，口服，1 日 4 次，饭后服用。

作用：本品对葡萄球菌、链球菌等化脓菌有较强的抑制作用。

注意事项：胃、十二指肠溃疡病者慎用。

【推荐用药方案】

方案Ⅰ

红霉素 0.25 克/次，口服，1 日 4 次；外用 1 克/升（0.1%）的依沙吖啶液清洗患部后，外敷莫匹罗星软膏；成熟脓肿，应做切开引流。

方案Ⅱ

早期可用超短波治疗；经久不愈者，可行浅层 X 线照射。

【简便用药方案】

马齿苋煎液清洗患处；金黄散、四黄散蜂蜜水调敷患处。

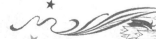
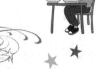

【中医中药】

中医认为本病系热毒壅闭毛窍所致。

主症:病症可轻可重,重症可导致多发性化脓性汗腺炎。

治则:清热解毒。

方药:金银花 30 克,连翘 30 克,蒲公英 15 克,紫花地丁 15 克,穿山甲 12 克,皂角刺 12 克,白芷 9 克,川芎 9 克,牡丹皮 12 克,栀子 12 克,黄芪 15 克。水煎服,每日 1 剂。

外用枯矾、蒲公英、紫花地丁各 30 克,煎水后,外洗。

三、须　疮

须疮系发生于男子胡须部位的化脓性毛囊炎。病原菌多为各种化脓细菌。

【临床特征】

多见于成年男性,常发生于上唇靠近鼻部的胡须内,起初为一水肿性红斑,毛囊性丘疹或脓疱,中心为一根松动易拔出的须毛。皮疹多为孤立散在,但亦可簇集呈浸润斑块,其上有散在脓疱,脓疱破后,干燥结痂,不断有新疹出现,呈慢性过程,自觉灼热或痒感。

【诊断要点】

(1)根据病史和临床体征不难作出诊断。

(2)必要时可取皮损分泌物镜检或培养发现致病菌。

【用药原则】

全身及局部应用各种有效的抗菌药物。

【药物介绍】

四环素

剂型规格:片剂,0.25 克/片。

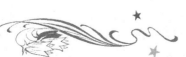

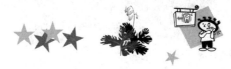

剂量用法:0.5 克/次,口服,1 日 4 次,饭后服用。

作用:本品系广谱抗生素,对许多革兰阳性和阴性细菌等均有抗菌作用。

注意事项:小儿禁用。

【推荐用药方案】

方案Ⅰ

四环素 0.5 克/次,口服,1 日 4 次;外用复方克林霉素液与莫匹罗星软膏交替使用,各 2 次/日。

方案Ⅱ

多西环素 0.1 克/次,口服,1 日 2 次,饭后服用;外用庆大霉素软膏,1 日 3 次。

【简便用药方案】

外用复方氧氟沙星乳剂,1 日 3 次。

【中医中药】

中医认为,本病系脾胃湿热所致。

1. 热毒偏盛型

主症:下颏部皮肤焮红成片,脓疱成簇,痛痒相兼。舌质红、苔黄,脉弦数。

治则:宜清热解毒,健脾燥湿。

方药:黄连平胃散合五味消毒饮加减。

黄连平胃散:生地、熟地、黄芪、当归、天冬、麦冬、黄芩、天花粉、升麻、桃仁、红花。

五味消毒饮:金银花、野菊花、蒲公英、紫花地丁、天葵子。

2. 湿毒偏盛型

主症:下颏皮肤浸淫湿烂,间有脓头。舌苔黄腻。

治则:宜健脾除湿,佐以清热解毒。

方药:二妙丸合导赤散加减。

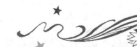

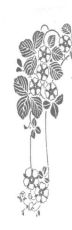

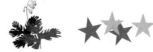

二妙丸:黄柏、苍术。

导赤散:生地、木通、竹叶、甘草梢。

外用药:

(1)碧玉散香油调外用,每日1~2次。

(2)硫黄10克,苦参10克,枯矾10克,苍耳子10克,野菊花10克。水煎外洗,每日2~3次。

成药:黄连软膏、化毒散软膏、黑布化毒散软膏、芙蓉膏等,可选择以上1~2种外用,每日数次。

四、丹　毒

丹毒,为溶血性链球菌所致的皮肤急性炎症。细菌大多由皮肤或黏膜破伤处侵入。鼻炎、抠鼻孔、掏耳朵、足癣、足跟皲裂等是导致丹毒发生的常见诱发因素。复发性丹毒系细菌潜伏于淋巴管内,当机体抵抗力降低时即可复发。

【临床特征】

皮损出现前,患者常有畏寒、发热等全身不适,体温可38~40℃不等。即刻患部出现大片状水肿性红斑,表面紧张灼热,迅速向四周扩大。有时皮损上可发生水疱,血疱发生于皮肤疏松部位(如眼睑、口唇、耳垂等)者,红肿更为明显。皮损部位自觉灼痛,沿引流淋巴管区域可出现大片红斑,局部淋巴结肿大压痛。皮损好发于小腿及面颊部。在原发部位反复发作的,称为复发性丹毒;多次复发者因局部淋巴管阻塞,继发淋巴水肿,皮肤革化肥厚,甚至疣状增生,状如象皮,故称象皮肿,以小腿多见,一般不化脓,很少发生组织坏死。

【诊断要点】

主要诊断依据:

(1)发病前常有畏寒、发热和全身不适等前驱症状,发热可持续至皮损消退后。

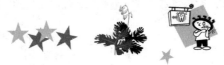

（2）皮损以发生于小腿和面部者多见。

（3）皮肤损害为略高出皮面的水肿性红斑，边缘明显，表面光滑发亮，触之坚实，间有大疱发生，有压痛。

（4）局部淋巴结肿大、压痛。

（5）反复发作者，可产生局部象皮肿，尤以小腿多见。

（6）常可发现引起本病的局部病灶，如小腿丹毒常由于足癣，面部丹毒常由于鼻腔黏膜损害。

（7）血象中白细胞总数增高，其中以嗜中性白细胞增多为甚。

【用药原则】

以杀菌消炎、解除全身症状、控制炎症蔓延为主，治疗应该彻底、正规，以防复发。

【药物介绍】

1. 青霉素

剂型规格：针剂，80 万单位/瓶，160 万单位/瓶。

剂量用法：肌内注射：80 万～160 万单位/次，1 日 2～4 次。静脉点滴：一般将本品钠盐加入输液中（1 万单位/毫升），320 万单位/次，1 日 2 次。

作用：对革兰阳性球菌和阴性球菌有较强的抗菌作用；对革兰阳性杆菌、螺旋体、梭状芽孢杆菌、放线菌等均有抗菌作用。用于上述敏感细菌所致各种急性感染。

注意事项：偶有过敏反应发生，用前必须做过敏试验。

2. 头孢唑啉钠

剂型规格：针剂，0.5 克/瓶。

剂量用法：肌内注射，0.5 克/次，1 日 2 次。静脉滴注，剂量同肌内注射，以 9 克/升（0.9％）的氯化钠注射液或 50 克/升（5％）的葡萄糖液溶解后使用。

作用：抗菌谱广，对多种革兰阳性菌和阴性菌均有迅速而强烈的杀菌作用。其特点是对革兰阴性菌的作用较其他头孢菌素强。在第一代头孢菌素

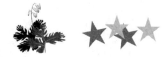

中较为突出。

注意事项:少数患者注射后有头晕、头痛、恶心、全身倦怠、食欲不振等不良反应,偶有过敏及休克发生。对青霉素及头孢菌素有过敏史者、严重肾功能不全者,禁用。

3. 头孢拉定

剂型规格:胶囊剂,0.125 克/粒,0.25 克/粒;针剂:0.5 克/瓶,1 克/瓶。

剂量用法:口服,0.25 ~ 0.5 克/次,1 日 3 ~ 4 次。肌内注射或静脉滴注,按体重每日 100 ~ 200 毫克/千克,分次给予。

作用:其特点是对耐药金黄色葡萄球菌和克雷白肺炎杆菌有较强的杀菌作用。

注意事项:其副作用为,少数有胃肠道反应,长时间应用可致菌群失调、二重感染和维生素缺乏等。对青霉素有过敏史者或过敏体质的人禁用;肾功能不全者应减量使用。

【推荐用药方案】

方案Ⅰ

青霉素:肌内注射,120 万 ~ 160 万单位/次,1 日 2 ~ 3 次;外搽 2 克/升(0.2%)的呋喃西林乳剂,1 日 3 次。本方案适宜轻症型患者使用。

方案Ⅱ

利君沙:口服,0.25 克/次,1 日 4 次;外搽复方氧氟沙星乳剂,1 日 3 次。本方案适宜轻症型,或对青霉素过敏者。

方案Ⅲ

青霉素:静脉点滴,320 万单位/次,1 日 2 次;外搽复方氧氟沙星乳剂,1 日 3 次;或外搽莫匹罗星软膏,1 日 3 次。本方案适宜中等症型患者使用。

方案Ⅳ

头孢唑啉钠:肌内注射,0.5 克/次,1 日 2 次。外搽复方氧氟沙星乳剂,1 日 3 次;或外搽莫匹罗星软膏,1 日 3 次。本方案适宜较重症型患者使用。

方案Ⅴ

头孢拉定:静脉滴注,每日 100 ~ 200 毫克/千克体重,分次给予;外搽复

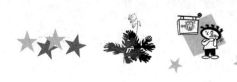

方氧氟沙星乳剂与莫匹罗星软膏,每日交换使用各2次。本方案适宜重症型患者使用。

【简便用药方案】

复方磺胺甲噁唑,口服1克/次,1日2次;外搽红霉素软膏,1日3次。

【中医中药】

中医将发生于下肢的丹毒称为流火;将发生于头面者称为抱头火丹;发生于胸腹、腰背、脐周者,称为内发火丹。

1.毒热盛型

主症:本型为急性期,发病时皮肤突然发红,如染丹脂,伴有发冷、发热。毒热入里则见神昏、谵语等症。本病发无定处,上自头面,下至足跗都可发生。

治则:宜清热解毒,清营凉血。

方药:金银花、连翘、大青叶、野菊花、紫花地丁、黄芩、黄连、黄柏、栀子、牡丹皮、赤芍。

伴有高热者,可加生石膏、生玳瑁;发生于颜面者,加菊花;发生于胸胁者,加柴胡、龙胆草;发生于下肢者,加牛膝、黄柏、防己;水疱明显者,加车前草;若见高热烦躁、神昏谵语等热入营血的症状,应按温病的辨证法则,清热解毒,凉血清营,常用药物有犀角(用水牛角代)、黄连、生地、金银花、连翘、麦冬、牡丹皮、栀子等。

外用药:金黄散调敷,或用新鲜的白菜帮、马齿苋、绿豆芽洗净后,捣烂调药。

2.湿热兼夹型

主症:本型为慢性期,系湿热兼夹所致,因湿性黏腻而且又为重浊有质之邪,故缠绵不愈,反复发作。湿热较重者,熏蒸肌肤故见水疱、渗液。

治则:清热除湿。

方药:穿山甲炭、皂角刺炭、没药、乳香、紫草根、贝母、白芷、天花粉、当归;湿重加生薏苡仁、猪苓。

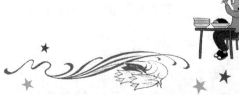

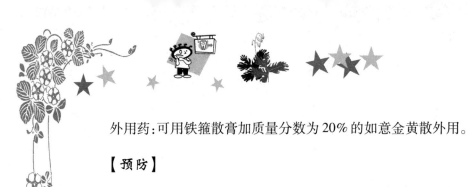

外用药:可用铁箍散膏加质量分数为20%的如意金黄散外用。

【预防】

面部丹毒患者若有鼻窦炎,应给予相应治疗;嘱患者勿抠鼻子,勿用锐器掏外耳道;对于下肢丹毒患者,应注意治疗足癣、足跟皲裂、小腿湿疹等,即可达到预防的目的。

第二节　真菌性皮肤病

一、头　癣

头癣是某些真菌侵犯头皮和头发而引起的浅部真菌病。主要通过理发用具、帽子、梳子、枕巾和与猫狗等接触传染。头癣分黄癣、白癣、黑点癣、脓癣。

【临床特征】

1. 黄癣

黄癣可见于儿童、成人,初起为头皮毛囊口炎性丘疹,后形成小脓疱,结黄痂,如碟状,除去黄痂,其下为糜烂面,有鼠尿臭味。黄痂中有干枯毛发贯穿,毛囊可受破坏,形成萎缩性瘢痕,造成永久性秃发。

2. 白癣

白癣多见于儿童,初为头皮毛发处出现一至数个灰白色鳞屑斑点,逐渐扩大形成圆形斑,斑上的毛发失去光泽,外周绕以白色菌鞘,多在距表皮较近处折断。

3. 黑点癣

黑点癣多见于儿童,成人亦可发病。头皮皮损为大小不等的白色鳞屑斑,但病发一出头皮表面即折断,不形成菌鞘。残留的断发桩形成黑点状。少数毛囊也可形成瘢痕。

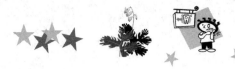

4.脓癣

脓癣常来自白癣、黑点癣。临床表现为头皮毛囊及毛囊周围炎,炎症剧烈,常形成暗红色圆形脓肿,但脓不多,而系血性分泌物。患处毛发极易拔出。

【诊断要点】

根据有接触传染史,头皮剧烈瘙痒,一定有毛发病变。滤过紫外线灯暗室下照射,黄癣显暗绿色,白癣呈亮绿色,黑点癣无荧光。直接镜检和培养,发现各种真菌即可诊断。

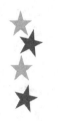

【用药原则】

内服药的同时均应配合外用药物。

【药物介绍】

灰黄霉素

剂型规格:片剂,0.1克/片。

剂量用法:儿童15~20毫克/(千克·日),分3次口服,连续服用15~20天。成人1克/日,用法同上。

作用:本品为真菌抑制剂。

注意事项:副作用较大,宜慎用。肝病、白细胞偏低患者禁用。

【推荐用药方案】

方案 I

灰黄霉素:成人1克/日;儿童15~20毫克/(千克·日),分3次口服,连续服用3~4周。外用复方酮康唑霜,1日3次;睡前外搽1次孚琪乳膏。

方案 II

特比萘芬:成人250毫克,口服,1日1次。2岁以上儿童体重小于20千克,62.5毫克,口服,每日1次;体重20~40千克,125毫克,口服,每日1次;体重超过40千克,250毫克,口服,每日1次。疗程为4周。儿童慎用。

同时交替外搽克霉唑霜、复方咪康唑霜，每日各 2 次。

【简便用药方案】

适用于皮损面积较小的患者。用消毒镊子逐根拔除病区毛发，范围应超过病区。每周拔发 1 次，连续 3~4 次。每日晨起全头部外用软膏，如硫黄软膏；戴小布帽，并每日更换消毒。每晚肥皂洗头 1 次，洗后涂 20 克/升（2%）的碘酊。

【中医中药】

头皮白癣中医称白秃疮，由于剃发时腠理洞开，外风袭入，结聚不散，以致气血不潮，皮肤干枯而成；或由接触传染而得。头皮黄癣中医称肥疮，由于脾胃湿热蕴蒸，上攻头皮所致；或因污手摸头，或由枕头不洁、理发等传染毒邪而致。

主症：基本相同于现代医学记载。

治则：均重视外治。

方药：先用镊子将病发拔除，必要时剃光头，然后外用50~100克/升（5%~10%）的明矾水洗头，外搽硫黄软膏或雄黄膏，每日早晚各 1 次。如患脓癣，在外治的同时，可内服清热解毒的五味消毒饮。

成药：苦楝子膏、松葱膏外搽，每日数次。

二、体癣、股癣

发生在皮肤的浅表癣菌感染，总称体癣；邻近生殖器和肛门的体癣，又称股癣。发病可由直接或间接接触癣菌引起。

【临床特征】

皮损多为圆形或类圆形红斑，可呈环形、多环形，大小不等，数目不定，中央常自愈，周边多有炎性丘疹、水疱、痂皮及鳞屑，边界清楚。自觉瘙痒。股癣则发生在双侧大腿根部及臀股部，也可单侧发病。

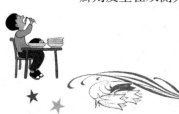

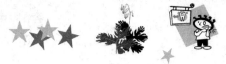

【诊断要点】

主要根据皮损特点,另取少许皮屑涂片检查可找到菌丝。自皮损活动性边缘刮取标本,阳性检出率较高。

【用药原则】

治疗以局部外用药为主,对于某些慢性病引起的泛发性体癣,可加口服伊曲康唑等药。

【药物介绍】

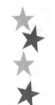

1. 复方咪康唑霜

剂型规格:霜剂,10 克/支。

剂量用法:每日 2 次,涂于患处及周围皮肤。

作用:用于各种癣症及炎性、感染性皮肤病的治疗。

注意事项:禁用于皮肤结核、梅毒或病毒感染,以及孕妇。偶见过敏反应。

2. 复方酮康唑乳膏(皮康王乳膏)

剂型规格:乳膏,7 克/瓶。

剂量用法:外用,涂于患处,1 日 1~2 次。

作用:本品对各种皮肤癣菌、细菌具有杀灭和抑制作用,并具有抗炎、抗过敏、抗瘙痒等作用。

注意事项:不适用于病毒感染性皮肤病;禁用于眼科及渗出性皮肤病;孕妇、幼儿慎用。一般每周用量不宜超过 50 克,疗程不超过 14 天。

【推荐用药方案】

方案 I

复方咪康唑霜:急性期外搽,1 日 2~3 次,待控制炎性反应后,可与克霉唑霜交换外搽,1 日各 2 次。

方案Ⅱ

复方酮康唑霜:外搽,1日2次,晚上搽孚琪乳膏1次。

【简便用药方案】

任选一种市售的各种刺激性小的癣药膏或癣药水外搽,1日2~3次。

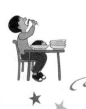

【中医中药】

湿热外邪侵袭皮肤,或由传染而得。

主症:发生于体表为圆形如钱币大小皮损,又称铜钱癣。

治则:以外治为主。

方药:

(1)土槿皮30克,百部30克,蛇床子15克,加体积分数为50%的乙醇1000毫升浸泡3昼夜,过滤外搽,1日1~2次。

(2)羊蹄根60克,加体积分数为50%的乙醇240毫升,浸泡3昼夜,过滤外搽,1日1~2次。

成药:青黛膏、丁香酊、黄连酊、百部洗剂。任选一种外搽,1日数次。

三、花斑癣

花斑癣是由糠秕菌引起的皮肤浅表慢性感染。由于本病多见于炎热季节,且好发于出汗多的部位,故俗称"汗斑"。

【临床特征】

皮疹一般为黄豆至蚕豆大的圆形或类圆形斑疹,表面覆以细薄的糠秕状鳞屑。皮损好发于躯干及上肢等汗腺丰富的部位,也可见于面部、颈部、上下肢近心端等,常弥漫对称分布。初起皮疹色泽较深呈淡褐色,以后可出现色素减退斑,由于几种颜色混合存在而呈花斑状。自觉轻度瘙痒或不痒。

【诊断要点】

主要根据本病好发于躯干部花斑色皮疹、夏重冬轻的特点;刮取患处皮

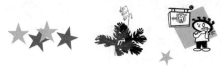

屑镜检或培养,可发现真菌;皮损在滤过紫外线灯下呈黄色荧光,即可确诊。

【用药原则】

本病以外用药治疗为主,但需耐心较长期坚持治疗。顽固、严重者,也可选择适当内服药物治疗。

【药物介绍】

硫代硫酸钠

剂型规格:溶液剂,200 克/升(20%),100 毫升/瓶。

剂量用法:隔日 1 次,患部皮肤全部涂抹此药,1 小时后洗去。

作用:对糠秕孢子菌很有效。

注意事项:注意质量浓度,质量浓度偏高对皮肤会有刺激,还需警惕个别人有过敏反应。

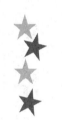

【推荐用药方案】

方案Ⅰ

每天用硫黄香皂洗澡后,外搽质量分数为 1% ~2% 的克霉唑霜,1 日 2 次。连续 1 月为 1 个疗程。

方案Ⅱ

质量分数为 1% 的联苯苄唑霜与质量分数为 1% 的萘替芬霜,每天外搽,上下午各 1 次。连续 1 月为 1 个疗程。

方案Ⅲ

病情顽固,单纯外治疗效不好者,可短程小剂量内服伊曲康唑,每次 0.1 克,1 天 2 次。连续 1 周。

【简便用药方案】

外搽 250 克/升(25%)的硫代硫酸钠溶液后,再外搽 10 ~20 克/升(1% ~2%)的稀盐酸溶液,1 天 1 次,连续 10 天。

【中医中药】

本病多因感受暑湿,郁于皮肤,以致气滞血凝而成;或由传染而得。

主症:本病多发生在颈部、胸前、腋下,自然斑驳点相连,色微白而圆,亦有乌色者,亦无痛痒。

治则:滋阴清热。

方药:

(1)硫黄30克,醋100毫升,浸泡1周后外用,1日1~2次。

(2)硫黄10克,密陀僧3克,共研为细末,以紫茄蒂蘸药末,外涂。

成药:密陀僧散干扑,1日2~3次。

四、手足癣、甲癣

指(趾)间及掌、跖面皮肤浅部真菌感染,称手足癣。由手足癣传染引起甲的改变,称为甲癣,俗称"灰指甲"。

【临床特征】

手足癣分为三型:

1. 水疱型

成群或散在的针头大水疱,不易溃破。干燥后疱顶表皮脱落,形成环状鳞屑,边缘较清楚,皮损多见于手掌面、足缘、跖部及指(趾)侧旁部位,剧痒。

2. 鳞屑角化型

主要表现为脱屑,角质增厚,皮肤粗糙干裂。皮损主要发生在手掌、足跟部等。裂口深者,可引起疼痛及发炎。可痒可不痒,发炎则痛。

3. 浸渍型

指(趾)间皮肤浸渍发白,常因剧痒搔抓摩擦后而引起表皮擦烂,露出潮红糜烂面,常引起细菌感染而发热疼痛。

甲癣的甲板因真菌感染失去光泽、增厚、变色,甲板易脆断,表面凹凸不平,也可与甲床分离,甲下堆积一些鳞屑。一般均不痛不痒。

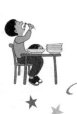

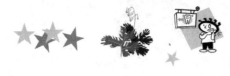

【诊断要点】

根据临床特征即可诊断,取病变皮屑甲碎屑镜检或培养,可发现真菌而确诊。

【用药原则】

单纯手足癣可以外用药治疗为主,若合并甲癣,外用药不易透入甲板下病变,故应内外结合治疗,以达根治。

【药物介绍】

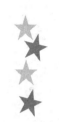

1. 伊曲康唑

剂型规格:片剂,0.1 克/片。

剂量用法:0.2 克/片,口服,1 天 2 次,连服 1 周。1 月只服 1 周,次月同样再服 1 周。手足甲癣可连服 3 月(每月只服 1 周)。

作用:本品对各种真菌均有较强抗菌作用。

注意事项:孕妇禁用,儿童慎用。治疗过程中个别患者可出现白细胞下降、转氨酶升高,停药后可在短期内恢复。

2. 特比萘芬

剂型规格:片剂,0.125 克/片,0.25 克/片。

剂量用法:成人,1 日 0.25 克,口服。体、股、手足癣,连服2～4周;手指甲癣,连服 4～6 周;足趾甲癣服 12 周。

作用:本品抑制真菌细胞膜的麦角固醇形成时所需的角鲨烯环化酶,结果角鲨烯聚集,麦角固醇不能形成,致真菌细胞膜崩解死亡。

注意事项:副反应发生率为 5%～10.4%。主要是胃肠道反应,如恶心、厌食等,其次是过敏性皮疹。

3. 孚琪软膏

剂型规格:软膏:20 克/支。

剂量用法:外搽,1 日 1 次。

作用:本品系高效杀灭真菌药。

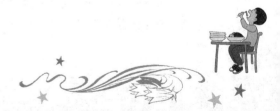

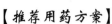

【推荐用药方案】

方案 Ⅰ

十一烯酸癣药水,或 20 克/升(2%)的酮康唑乳剂,或质量分数为 1% 的克霉唑霜,外搽,每日 2 次。本方案适宜水疱型患者使用。

方案 Ⅱ

复方苯甲酸软膏,或质量分数为 10% 的水杨酸软膏与质量分数为 10% ~ 20% 的尿素软膏,外搽,每日 2 次。本方案适宜鳞屑角化型患者使用。

方案 Ⅲ

30 克/升(3%)的硼酸液或 10 克/升(1%)的依沙吖啶液,局部冷敷,1 日 1 ~ 2 次,冷敷间隙期外撒足癣粉。本方案适宜浸渍型患者使用。

方案 Ⅳ

1∶10 000 高锰酸钾液,局部冷敷,1 日 3 次,每次半小时,间隙期外搽 2 克/升(0.2%)的呋喃西林乳剂。病情较重者,可同时内服红霉素 0.25 克/次,1 日 4 次;氯苯那敏 4 毫克/次,1 日 3 次。本方案适宜皮损有继发感染、湿疹化并发症患者使用。

方案 Ⅴ

伊曲康唑,口服,0.2 克/次,1 日 2 次,连服 7 日后停药,服药 3 周为 1 个疗程。手指甲癣连续 2 个疗程;足趾甲癣连续 3 个疗程。或内服特比萘芬,0.25 克/日,连续 1.5 ~ 3 月。本方案适宜顽固性手足甲癣患者使用。外用益康唑喷剂,1 日数次。

【简便用药方案】

复方酮康唑乳膏,外搽,1 日 2 次;晚上外搽孚琪软膏,1 日 1 次。上述两药连续治疗 4 周。

【中医中药】

手癣又称鹅掌风,多由感受风毒,凝聚皮肤,甚则气血不能来潮,皮肤失养所致;足癣为脾胃二经湿热下注而成;甲癣系由于手足癣日久蔓延,以致血

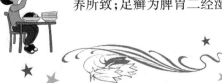

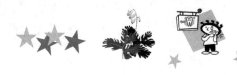

不荣爪而成。

主症：初起两手掌心燥痒，起红色斑点，继之，干枯皲裂，脱白皮。重者，延及全手，粗糙肥厚，层层剥脱。足癣可潮红脱屑，发痒，或起粟粒水疱。

治则：宜除湿热，解热毒。

方药：明矾 31 克，绿矾 31 克，儿茶 6 克，侧柏叶 125 克，水煎后，浸泡手足；或黄荆叶 250 克，开水泡后，加温水浸泡两足；鲜桃树嫩叶，捣烂外敷，每晚 1 次。

成药：外用鹅掌风浸剂、荆芥洗剂。

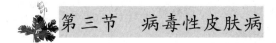

第三节 病毒性皮肤病

一、单纯疱疹

单纯疱疹是由疱疹病毒在机体抵抗力下降时，如发热、过劳、日晒或月经期等乘机活动，而发生的临床症状。

【临床特征】

本病多好发于唇部及面部，常在皮肤与黏膜交界处。初起时局部有烧灼感，继而小片红斑水肿，其上有成簇丘疹、丘疱疹，3～4 日内形成水疱，易破损而形成糜烂，1 周左右结痂脱落。部分患者经常反复发作，称为复发型单纯疱疹。

【诊断要点】

一般根据临床表现，尤其是发生在唇面皮肤黏膜交界处的丘疱疹、糜烂等皮损，即可诊断。

【用药原则】

一般症状轻者，以局部治疗为主；病情较重者及复发型者，宜内外结合治

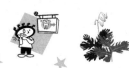

疗。

【药物介绍】

1. **碘苷**

剂型规格:霜剂,质量分数为 0.1%,4 克/支。

剂量用法:1 日 2～3 次,将药涂于患处。

作用:本品影响病毒的 DNA 合成。

2. **金霉素**

剂型规格:软膏,质量分数为 1%,4 克/支。

剂量用法:1 日 2～3 次,将软膏涂于患处。

作用:抗菌作用较广。

注意事项:可用眼膏代替,很不稳定。

【推荐用药方案】

方案 I

单纯性者,可外搽质量分数为 0.1% 的碘苷霜,1 日 2～3 次。

方案 II

渗出明显者,可外涂 20 克/升(2%)的甲紫液,1 日 2～3 次。

方案 III

合并感染者,可内服利君沙,每次 0.25 克,1 日 3～4 次;外涂质量分数为 1% 的金霉素软膏。

方案 IV

病情较重或复发型者,可注射转移因子,1 次 3 单位,1 周 2 次;聚肌胞肌内注射,1 次 2 毫克,隔日注射 1 次。以上可连续 2～4 周。同时局部外搽质量分数为 3% 的阿昔洛韦软膏,1 日 2～3 次。

【简便用药方案】

外搽板蓝根液(亦可用板蓝根注射液)与质量分数为 1% 的金霉素软膏(亦可用金霉素眼膏),1 日各 2 次,交替外用。

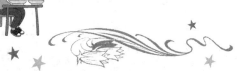

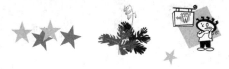

【中医中药】

本病称为热病疱疹。中医认为本病系内有蕴热，外感时毒，热毒互结，郁于肺胃，上蒸于口周而发病。

主症：初现多数群集红疹，继变为针头大小水疱，破后糜烂结痂。常发生于颜面、眼睑、口周等处。

治则：宜平胃清肝。

方药：热盛者清热散风，方以辛夷清肺饮加减。

辛夷 4.5 克，桑叶 4.5 克，菊花 4.5 克，金银花 9 克，连翘 9 克，黄芩 4.5 克，生山栀 9 克，知母 9 克，生石膏 18 克（打碎），鲜芦根 30 克（去节）。水煎服。

外用药：青黛散香油调涂，也可外用黄连膏或三妙散。

成药：内服黄连上清丸或麻仁丸。

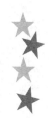

二、带状疱疹

带状疱疹是由疱疹病毒组中的水痘—带状疱疹病毒引起，多为再次感染所致。病变的局限性是因为机体对该病毒有一定的免疫力，感染本病后一般可获得终生免疫。

【临床特征】

本病好发于成年人头面及躯干，其次为四肢。因分布与神经节段相关，故呈带状分布。损害成群，由丘疹、丘疱疹及水疱组成，可部分融合。皮损附近淋巴结肿大、疼痛，全身症状甚轻。一般病程 2～3 周，但老年人常持续数月。

【诊断要点】

根据本病好发于成年人，皮损沿神经分布，在身体单侧呈带状丘疱疹、疱疹，自觉疼痛，多为初发，即可诊断。

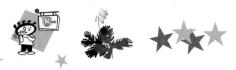

【用药原则】

治疗的目的主要是缓解症状、缩短病程及预防继发感染。

【药物介绍】

1. 阿昔洛韦

剂型规格:片剂,0.1 克/片;软膏,4 克/支。

剂量用法:0.2 克/次,口服,1 日 5 次;软膏外搽,1 日 2~3 次。

作用:本品有较强的抗病毒作用,阻碍病毒的 DNA 合成。

2. 聚肌胞

剂型规格:注射液,1~2 毫克/支。

剂量用法:1~2 毫克/次,隔日肌内注射 1 次。

作用:本品有较强的抗病毒作用,兼有一定的增强免疫能力的作用。

3. 伐昔洛韦

剂型规格:片剂,0.3 克/片,6 片/盒。

剂量用法:0.3 克/次,1 日 2 次。

作用:本品有较强的抗病毒作用,阻碍病毒的 DNA 合成。

4. 转移因子

剂型规格:注射液,3 单位/支。

剂量用法:3 单位/次,间隔 3 日肌内注射 1 次。

作用:本品能较强的增强细胞免疫功能。

注意事项:本品宜低温保存,必要时可在病变部位附近淋巴结周围皮下注射(注射时需高度警惕,勿伤及血管、神经)。

【推荐用药方案】

方案 I

轻症者,可肌内注射聚肌胞,2 毫克/次,隔日 1 次;转移因子肌内注射,3 单位/次,3 日 1 次;局部外搽黄连炉甘石洗剂、阿昔洛韦霜,1 日 2 次。

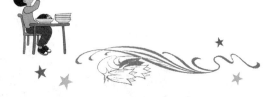

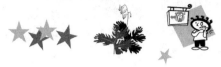

方案Ⅱ

同方案Ⅰ治疗外,可加服阿昔洛韦片,0.2克/次,1日5次。本方案适宜较重症型患者使用。

方案Ⅲ

同方案Ⅰ治疗外,加服伐昔洛韦,0.3克/次,1日2次。本方案适宜重症型患者使用。

【简便用药方案】

利巴韦林,每天肌内注射1次,0.2克;外搽20克/升(2%)的甲紫液、金霉素软膏。

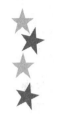

【中医中药】

中医认为本病为"热毒"侵及皮肤发病,"火腰带毒,受在心肝二经,热毒伤心……壅在皮肤"。

主症:初发多数小疱簇集成群,继而数群排列成带状。小疱各个独立,形如珍珠,基底潮红,患部灼热及引起强烈神经痛。

治则:宜清热解毒。

方药:龙胆草4.5克,柴胡3克,黄芩9克,生山栀9克,鲜生地12克,牡丹皮4.5克,赤芍9克,泽泻9克,木通3克,车前子9克(包),紫草15克,生甘草3克。水煎服。

热重痛甚者,加黄连3克;湿重者,加苍术9克;痊愈后留有神经痛者,加珍珠母30克(先煎),生牡蛎30克(先煎),龙齿15克(先煎),代赭石30克(先煎),磁石30克(先煎)。

外用药:三黄洗剂(大黄、黄芩、黄柏、苦参)。

成药:内服龙胆泻肝丸,外用玉露膏。

三、扁平疣

扁平疣,是由病毒引起的一种皮肤病,直接或间接传染,免疫功能较差者易患本病。

【临床特征】

本病多发于颜面、手背及前臂等处。大多骤然发生,为米粒大到黄豆大扁平隆起的丘疹,表面光滑,正常皮色或淡褐色,不痒,急性期多有充血炎症反应,此时可出现瘙痒。丘疹多数散在或密集,由于搔抓可自身接种,沿抓痕呈串条状排列。病程慢性,可自行消退,但多为不治,较长期存在,愈后不留瘢痕。

【诊断要点】

主要根据常发生于青少年,对称性的发生于面、手等部。皮疹出现突然,多为扁平丘疹,不痒或轻痒,可随抓痕呈条状同形反应,可能有自愈倾向等,即可诊断。

【用药原则】

治疗扁平疣的原则,是边治疗边探索,在保证安全的前提下,一种方法在使用一个疗程后,如果无效,可改换另一种方法,绝大部分患者最终还是会痊愈的。治疗中必须注意不要过度伤害皮肤,以免形成明显的色素斑甚至瘢痕,更不要影响身体健康。多数患者正规系统治疗 1～2 月常可痊愈。

【药物介绍】

1. **吗啉胍**

剂型规格:片剂,0.1 克/片。

剂量用法:0.2 克/次,口服,1 日 3 次。

作用:本品可抑制 DNA 聚合酶和 RNA 聚合酶,阻止病毒蛋白质的合成,对多种病毒均有一定的抑制作用。

2. **左旋咪唑**

剂型规格:片剂,25 毫克/片。

剂量用法:50 毫克/次,口服,1 日 3 次,连服 3 日,间隔 11 日再服 3 日,再间隔 11 日。6 周为 1 个疗程。

作用:本品有增强人体免疫功能作用。

3.人脐血干扰素

剂型规格:含干扰素 $8.0 \times 10^2 \sim 1.5 \times 10^4$ 单位/毫升。

剂量用法:2 毫升/次,肌内注射,1 日 1 次,7 日为 1 个疗程。

作用:有增强人体免疫功能作用。

4.腐殖酸钠

剂型规格:片剂,0.5 克/片。

剂量用法:2～3 片/次,口服,1 日 3 次。

作用:本品有抗病毒效果。

5.利巴韦林

剂型规格:注射液,0.1 克/支;片剂,0.1 克/片。

剂量用法:肌内注射,0.2 克/日;口服,0.1～0.3 克/次,1 日 3 次。

作用:抗病毒。

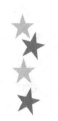

6.溶菌酶

剂型规格:肠溶片,10 毫克/片。

剂量用法:30～50 毫克/次,口服,1 日 3 次。儿童剂量减半。局部外用,用 10～20 克/升(1%～2%)的水或甘油溶液。

作用:可能对病毒有一定作用。

【推荐用药方案】

方案Ⅰ

转移因子:3 单位/次,皮下或肌内注射,每周 2 次。连续 4 周为 1 个疗程。

聚肌胞:2 毫克/次,肌内注射,每周 3 次。连续 4 周为 1 个疗程。

维生素 B_{12}:每次 0.1～0.5 毫克,肌内注射,每周 3 次。连续 4 周为 1 个疗程。

吗啉胍:每次 0.2 克,口服,1 日 3 次。连续 4 周为 1 个疗程。

阿昔洛韦软膏:每天外搽 3 次。

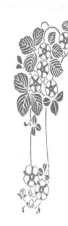

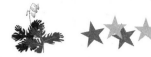

方案Ⅱ

利巴韦林注射液:肌内注射,0.2 克/次,1 日 1 次(或口服片剂)。连续 4 周为 1 个疗程。

人脐血干扰素:肌内注射,1 次 2 毫升,1 日 1 次。7 天为 1 个疗程。

肽丁胺搽剂:外搽,1 日 3 次。

方案Ⅲ

左旋咪唑:口服,1 次 50 毫克,1 日 3 次,连服 3 天,停药 11 天后再服 3 天。6 个 3 天为 1 个疗程。

腐殖酸钠:口服,每次 2~3 片,1 日 3 次(也可肌内注射腐殖酸钠)。

10 克/升(1%)的腐殖酸钠溶液,外搽,1 日 3 次。

方案Ⅳ

板蓝根注射液:肌内注射,1 次 1 支,1 日 1 次。连续 1 月为 1 个疗程。

溶菌酶片:口服,1 次 3~5 片,1 日 3 次(儿童量减半)。

10 克/升(1%)的 5－氟尿嘧啶溶液,点状外搽,1 日 1~2 次[注意:必须低质量浓度,不得超过 10 克/升(1%),可用注射液与地塞米松注射液,在医生指导下配成]。外搽期间严密观察,如有不良反应立即停药。

方案Ⅴ

维生素 A:口服,1 次 2.5 万单位,1 日 2 次,连用 1 月。

注意事项:连服不得超过 1 个月,儿童慎用,肝肾病患者禁服。

质量分数为 1% 的金霉素软膏:外搽,1 日 3 次。

【简便用药方案】

利巴韦林片:口服,1 次 0.1~0.3 克,1 日 3 次,板蓝根液(可用注射液代),外搽,每日 3 次。

【中医中药】

中医认为,本病系外感风热之毒和内动肝火所致。

主症:中医称本病为扁猴,大多发生在少女面部,起病突然,由米粒至黄豆大的扁平隆起,颜色浅褐或正常皮色,不痒或稍痒。

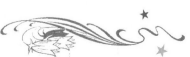

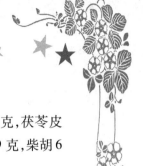

治则:散风平肝,清热解毒。

方药:生龙骨30克,生牡蛎30克,生薏苡仁30克,生赭石30克,茯苓皮15克,金银花15克,马齿苋15克,大青叶9克,当归尾9克,赤芍9克,柴胡6克,升麻6克。水煎,取浓汁。每天1剂,分3次服。

外治,取木贼30克,香附30克,山豆根30克,板蓝根30克,煎水,趁热洗疣。

成药:内服磁贝合剂,或治疣汤等;外搽苦参子仁酊。

四、寻常疣

寻常疣为病毒所引起,相当常见,多发生于青少年,常为局限型,有时可泛发身体各部位,称多发性疣。

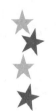

【临床特征】

起初的皮损多为针头大的隆起性丘疹,渐增大至豌豆或更大,圆形或类圆形,表面干燥粗糙,触之坚硬,呈灰黄、黄褐色,顶端可呈花蕊或刺状,无痛痒。本症多见于手背或手指、足缘等处。若发生于足底者,称跖疣,此种疣有压迫痛感;若发生于甲缘者,称为甲周疣;寻常疣亦可呈单一柔软细长丝状突起,称为丝状疣。本症数年后常有自愈趋向。

【诊断要点】

本病主要根据好发于青少年手背等部位,表面粗糙分叶较硬的疣状突起,无自觉症状,多有自愈趋向等特点,即可诊断。

【用药原则】

局限型者常以局部外用治疗为主,但应尽可能避免使用造成瘢痕的疗法。多发性疣可采用内外结合治疗。

【药物介绍】

1. 5-氟尿嘧啶

剂型规格:霜剂,质量分数为2.5%,5克/支。

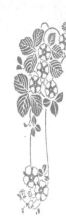

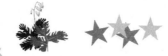

用法:每日 1～2 次,涂于皮损表面。

作用:本品可抑制胸腺嘧啶核苷合成酶,阻断尿嘧啶脱氧核苷转变为胸腺嘧啶脱氧核苷,影响脱氧核糖核酸的生物合成,因而对组织增殖有抑制作用。

注意事项:为避免对病变周围健康组织的刺激,可用封包法,即先将患处用温水浸泡,用小刀刮去泡软的角质物,然后将胶布剪一个小洞,使疣露于洞外,将 5 - 氟尿嘧啶霜涂于患处,再用胶布封盖,每 1～2 天换药 1 次。

2. 鸡眼膏

剂型规格:硬膏,4 片/袋。

用法:粘贴于皮损处,每天换药 1 次。

作用:本品可腐蚀剥脱增殖皮损。

【推荐用药方案】

方案Ⅰ

质量分数为 2.5%～5% 的 5 - 氟尿嘧啶霜,每天外涂 1 次,直至痊愈。

方案Ⅱ

1～2 克/升(0.1%～0.2%)的维 A 酸乙醇溶液涂于疣体,每日 1～2 次。

方案Ⅲ

400 克/升(40%)的碘苷二甲基亚砜溶液外涂,每日 1～2 次,或质量分数为 20% 的碘苷霜外用。

方案Ⅳ

肽丁胺二甲基亚砜溶液外涂,每日 2～4 次。

方案Ⅴ

吗啉胍注射液,疣基底部注射 0.3～0.5 毫升,注射后 4～7 天可脱落。未脱落者,7 天后重复注射。

【简便用药方案】

冷冻疗法:以消毒棉签浸蘸液氮,直接压迫皮损处,每次 20～30 秒,反复 3

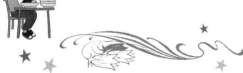

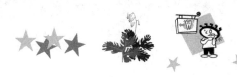

次冻融,然后涂以 20 克/升(2%)的甲紫溶液,无菌包扎,待自然结痂脱落。

激光:用二氧化碳激光将疣体烧灼硬化,切除。

【中医中药】

本病中医称千日疮,为风邪搏于肌肤而变生;或肝虚血燥,筋气不荣所致。

主症:皮损初期呈粟米至豌豆大,灰白或灰黄色,圆形或多角形,坚硬,粗糙不平。日久枯槁破裂,分作乳头小瓣,蓬松枯槁,以手足多见。

治则:宜活血化瘀。

方药:板蓝根 30 克,败酱草 30 克,马齿苋 30 克,木贼 10 克,露蜂房 10 克,灵磁石 30 克。水煎熏洗患处,每日 1 次,每次 20 分钟。外用鸦胆子仁捣烂涂敷。

成药:千金散、白降丹等腐蚀皮损。

五、传染性软疣

传染性软疣由传染性病毒所致,属痘类病毒,可直接接触传染,可自身接种,也可通过性接触传染。免疫功能低下或使用皮质激素及免疫抑制剂者,可发生广泛性皮损。

【临床特点】

本病多见于青少年。皮损为米粒至豌豆大的半球形丘疹,中心微凹形如脐窝,表面有蜡样光泽,呈灰白色或珍珠色,在疣顶端中央挑破后,可挤出白色乳酪样物质。本症好发于躯干、四肢,损害数目多少不等,散在分布,互不融合,自觉微痒,长时期后可有自愈倾向。

【诊断要点】

主要根据本病多见于青少年躯干、四肢散在米粒、豌豆大,中央有凹陷的疣状物,可挤出奶酪样物,微觉瘙痒,有传染和自愈倾向,即可诊断。

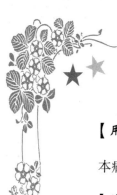
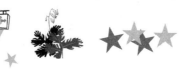

【用药原则】

本病以外治为主。

【药物介绍】

1. 酞丁胺

剂型规格:霜剂,质量分数为3%,10克/支;搽剂,20毫升/瓶。

用法:将本品适量涂于皮损表面,1日2~3次,连用2周。

作用:有抑制病毒作用。

2. 维A酸

剂型规格:溶液,1克/升(0.1%),20毫升/瓶。

用法:局部外用。

作用:本品有剥脱、破坏病变组织作用。

【推荐用药方案】

方案Ⅰ

酞丁胺搽剂或质量分数为3%的酞丁胺霜适量涂于皮损表面,每日2~3次,连用2周。

方案Ⅱ

10克/升(1%)的5-氟尿嘧啶溶液外用,用注射针头或牙签蘸药少许,点刺于疣体中心,每日1~2次。

方案Ⅲ

1克/升(0.1%)的维A酸溶液局部外用。

【简便用药方案】

(1)在无菌条件下,软疣挑破后将损害中的乳酪样物完全挤出,然后涂以20克/升(2%)的碘酒压迫止血。

(2)用微波、激光、冷冻任选一种局部点状治疗。

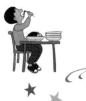

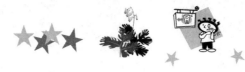

【中医中药】

本病为外感风热之毒和内动肝火所致，或由接触传染而得。

主症：本病多见于青年，常发生于面部、躯干、四肢及阴囊。皮损呈现米粒至豌豆大半球形隆起，中心凹陷呈脐状，挑破后，有白色乳酪样物。

治则：主要进行外治。

处方：雄黄解毒散对入300克/升（30%）的百部酊中，外涂。

成药：外用九一丹。

【预防】

如在中小学校、幼儿园中发现本病应及时注意隔离，勿共用浴巾和澡盆。集体生活中要注意消毒衣物、浴具。

第四节 寄生虫性皮肤病

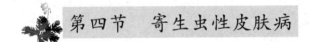

一、疥 疮

疥疮是由疥螨引起的传染性很强的常见皮肤病，常在家庭和集体中传播流行，往往通过直接密切接触或通过衣物用品而传染。

【临床特征】

本病皮损常从指缝开始，以后至腰围、外阴部、手腕、大腿内侧、肘窝、腋窝、腘窝、乳房等处，很少侵犯头面部。皮疹主要为米粒大丘疹或丘疱疹，散在分布或密集成群，隧道为疥螨钻行皮肤内的痕迹，呈灰褐色不规则的曲线，长短不一。在阴囊、阴茎、阴唇、股内侧等处，可发生豆大疥疮结节，经久不消。自觉剧烈瘙痒，夜间更甚，在家庭成员中和周围人群中常有同样患者。

【诊断要点】

主要根据夜间剧痒、指缝或其他皱褶部位可见隧道、丘疱疹等皮损，周围

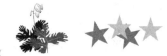

人群中有同样患者即可诊断,必要时皮损处刮取内容物,镜检查到疥虫、虫卵而确诊。

【用药原则】

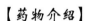

应彻底治愈患者,消灭疥螨,要选用杀虫、止痒药物,搽药应从颈部以下,遍搽全身。家庭成员或周围患者应同时治疗,以免治愈后,再次被传染上本病。

【药物介绍】

1. 硫黄

剂型规格:霜剂,质量分数为 10% ,20 克/支;质量分数为 5% ,10 克/支。

剂量用法:从颈以下遍搽全身,每晚 1 次;连用 4 天为 1 个疗程。

作用:杀灭疥螨及虫卵。

2. 菌疥敏

剂型规格:霜剂,20 克/支。

剂量用法:外搽,1 日 2 次。

作用:有杀灭疥螨等作用。

3. 丙体六六六(疥得治、疥灵霜)

剂型规格:霜剂,质量分数为 1% ,15 克/支。

剂量用法:洗澡后晾干半小时,搽药 1 次,维持 24 小时后洗澡即可。

作用:杀灭疥螨及虫卵效好。

注意事项:经皮肤吸收后有潜在的毒性,故妇女、婴幼儿不宜使用;有皮肤破损者最好不用。

4. 丁香罗勒乳膏

剂型规格:乳膏,10 克/支。

剂量用法:外搽,1 日 2 次。

作用:有杀灭疥螨作用。

5. 苯甲酸苄酯

剂型规格:乳剂,质量分数为 25% ,10 克/支。

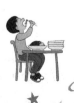
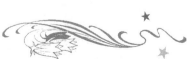

剂量用法:每日搽药 1 ~ 2 次,连用 2 ~ 3 天。

作用:杀疥螨及虫卵作用强。

6.甲硝唑

剂型规格:片剂,0.2 克/片;霜剂,质量分数为 2%,20 克/支。

剂量用法:口服,1 次 0.2 克,1 日 3 次。连服 7 天为 1 个疗程。还可同时外用质量分数为 2% 的甲硝唑霜剂。

作用:对疥螨有杀灭作用。

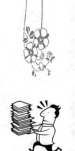

【**推荐用药方案**】

方案Ⅰ

硫黄霜,成人用质量分数为 10%,儿童用质量分数为 5% 的硫黄霜,搽药期间,不洗澡,不更衣,第 3 天洗澡后换清洁衣物。治疗后观察 5 天,如有复发,应重复治疗。

方案Ⅱ

疥得治,适用于男性成人无皮肤破损的疥疮患者,颈部以下遍搽药于全身,24 小时后彻底洗去,更换消毒或煮沸后的衣物(包括棉被、床单等),观察 1 周后,如有复发再重复治疗 1 次。

方案Ⅲ

疥疮结节,除全身搽药外,局部结节可外贴肤疾宁硬膏,将硬膏剪取适当大小,贴于患处,3 天换 1 次。

【**简便用药方案**】

方案Ⅰ

质量分数为 10% 的硫黄霜加等量无极膏,每天遍搽颈部以下至全身,每天 2 次。连用 4 天为 1 个疗程。疗程结束后洗澡换煮沸过的衣被,必要时可连用 2 个疗程。

方案Ⅱ

甲硝唑口服,每次 0.2 克,1 日 3 次;同时用质量分数为 2% 的霜剂外搽全身(颈以下),1 日 3 次。1 周为 1 个疗程。如无效可更换其他疗法。

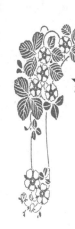

【中医中药】

本病由于风湿热虫郁于皮肤而成。

主症:其临床形态不一,瘙痒皮枯,而起白屑,名"干疥"。掀肿作痛,流汁淋漓,名"湿疥"。形如痘粒,顶含脓水,或稠或清,名"脓窝疥"。皆剧烈瘙痒,遇温尤甚。

治则:以外治为主。

方药:

(1)猪板油100克,硫黄粉20克,古月粉20克,混匀成膏,外用每日2次,5~7日后洗澡换衣。

(2)雄黄30克,百部30克,艾叶30克。水煎外洗,每日1次。10天1个疗程。

成药:雄黄洗剂、硫黄散、三黄丹均可选用。丁香罗勒乳膏亦可外搽。

【预防】

注意个人清洁卫生,隔离治疗患者,对污染的衣物、被褥、床单等,用开水烫洗灭虫;如不能烫洗者,可在阳光下曝晒后放置1周以上再用;也可浸泡在5克/升(0.5%)的煤酚皂溶液中,5分钟即可杀死疥螨。当前较理想的杀疥消毒药是克菌疥软皂。

二、虱 病

虱病系由人虱引起,由于其形态、习性和寄生部位的不同,而在临床上分别表现为头虱病、体虱病和阴虱病。人虱在吸血同时释放具有抗原性的有毒唾液,通过这些机械性和化学性刺激,造成皮肤反应。

【临床特征】

1.头虱病

头虱病以儿童、妇女多见。皮损一般限于头皮,特别是枕部及耳后发际处。毛发干燥,失去光泽,常见卵圆形、针头大小的灰白色虱卵附着其上。头

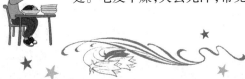

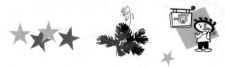

皮可出现红斑、丘疹、瘀点,瘙痒是主要症状。

2. 体虱病

体虱病皮损出现在躯干部。常见为红斑、丘疹或风团,中央常见一出血点,可见到平行的线状抓痕。抓痕性丘疹和色素性肥厚。通常可在内衣裤皱折处、衣缝上或被褥上找到虱和虱卵。自觉瘙痒明显。

3. 阴虱病

阴虱病多因性接触所致,通常有阴毛受累,常扩展到肛周的毛。皮疹可见丘疹,广泛的抓痕及血痂,患者常有刺激症状或剧痒,往往自己发现虱和虱卵。

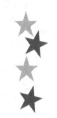

【诊断要点】

主要根据临床症状。关键是在各有关部位发现虱体、虱卵。

【用药原则】

治疗目的在于消灭虱子及虱卵。

【药物介绍】

1. 丙体六六六

剂型规格:香波剂,10 克/升(1%),50 毫升/瓶。

剂量用法:治疗头虱,将本品 5 毫升左右,揉搓整个头皮,4 分钟后洗净。治疗阴虱将本品 2 毫升左右,揉搓整个外阴部阴毛,4 分钟后洗净。以上两病如未愈,1 周后可重复 1 次。

作用:本品有杀灭虱及虱卵作用。

注意事项:有毒性,慎用,幼儿及孕妇禁用。

2. 马拉硫磷

剂型规格:洗剂,5 克/升(0.5%);粉剂,质量分数为1%,均为瓶装。

剂量用法:均为少量外用。

作用:本品有杀灭虱及虱卵作用。

注意事项:有毒性,慎用。

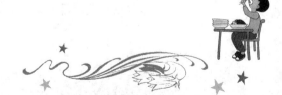

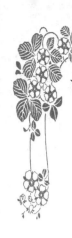
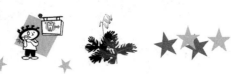

3. 百部

剂型规格:酊剂,500 克/升(50%),100 毫升/瓶。

剂量用法:稍加热后搽头或外阴部,每日 2 次,用 3 天后以热水肥皂洗头或外阴。

作用:本品有杀灭虱及虱卵作用。

注意事项:适量并观察外用,以防局部刺激或过敏。

【推荐用药方案】

方案 I

丙体六六六香波,将 5 毫升揉搽整个头皮,4 分钟后清洗干净,用篦子梳头除去残余虱及虱卵。本方案适宜头虱病患者使用。

方案 II

煤油与植物油,等量混合后,取 20 毫升涂搽头皮,揉搓并用毛巾包扎,每晚 1 次,连用 3 次,第 4 日用温水肥皂洗头,第5～6日用 50 克/升(5%)的醋酸搽头。适宜头虱病。

方案 III

质量分数为 25% 的苯甲酸苄酯,局部外用,24 小时后洗去,本方案适宜头虱病患者使用。

方案 IV

500 克/升(50%)的百部酊,稍加热后搽头或外阴,每天 2 次,3 天后用肥皂热水清洗。本方案适宜头虱病、阴虱病患者使用。

方案 V

马拉硫磷,以质量分数为 1% 的粉剂撒布内衣里面,特别要注意衣缝等处。本方案适宜体虱病患者使用。

方案 VI

苦参液:取苦参 60～90 克,加水 2 000～4 000 毫升,煎 45 分钟,凉温后洗头、洗澡。本方案适宜头、体、阴虱病患者使用。

方案 VII

丙体六六六霜局部外搽外阴,保留于皮肤上 12 小时,然后彻底洗净。本

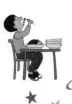

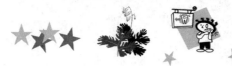

方案适宜阴虱病患者使用。

【简便用药方案】

质量分数为 5% ~ 10% 的硫黄霜遍搽全身,每日 1 次。适宜头、体、阴虱病患者使用。

【中医中药】

中医认为小儿头栉沐不时,则虱生,啮头遂生疮。阴虱,形如花蜘蛛,叮于阴毛之上,生于前阴毛羽,此虫极易传染。

主症:虱咬伤后发生红疹风团,日久搔抓斑痕累累,极度瘙痒。

治则:外治以杀灭虱及虱卵为目的。

方药:百部酊、银杏散外用。

【预防】

1. 头虱

不共用梳子、刷子等理发用品,不共戴帽子,经常洗、理头发。毛巾、枕巾、床单、衣物要常换,洗净。梳子、刷子等,可泡在 60℃ 热水中 10 ~ 20 分钟,或 5 克/升(0.5%)的来苏水中 1 小时。可用克菌疥软皂洗头、洗衣物。

2. 体虱

勤换内衣裤、被单,并且煮沸消毒,毛织品可干洗或熨烫。无条件者,可将衣物装入塑料袋中封闭 1 个月。病人要勤洗澡,有虱卵的体毛要剃掉。可用克菌疥软皂洗澡、洗衣物。

3. 阴虱

患者应剃去阴毛并烧掉,经常煮烫内裤,不与阴虱患者发生性关系。可用克菌疥软皂洗澡、洗衣物。

三、虫咬皮炎

虫咬皮炎一般系指蚊、跳蚤、臭虫、刺毛虫等叮咬引起的皮炎。

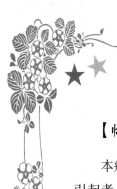

【临床特征】

本病夏秋季节多见,皮损好发于暴露部位,如面颈、四肢等;如跳蚤、臭虫引起者,也可以发生在覆盖部位。皮疹为数目不等、散在或成群的丘疹、风团或瘀点,有时也可见丘疱疹或大小不等的水疱;有的皮损中央可发现一个叮咬的痕迹;严重者可发生大片红斑或肿胀。自觉刺痛、灼痛、剧痒。病程可短至几小时,长的达几日。

【诊断要点】

本病主要根据有被虫咬病史,皮疹多发生在被虫叮咬的暴露部位,中央可见虫咬痕迹,灼痛、瘙痒,病程较短等特点即可诊断。

【用药原则】

本病以脱敏、止痒、消炎和防治继发感染为原则,主要是外治。

【药物介绍】

1. 氨水

剂型规格:溶液,50～100 克/升(5%～10%),30 毫升/瓶。

剂量用法:外搽皮疹部位,1 日 3 次。

作用:氨水系碱性制剂,可中和虫的酸性刺激物,以达到治疗效果。

2. 风油精

剂型规格:溶液,10 毫升/瓶(复方制剂)。

剂量用法:外搽皮疹患处,1 日 3 次。

作用:风油精也系碱性制剂,可中和虫分泌的酸性刺激液,另可止痒,以达治疗效果。

3. 四环素可的松

剂型规格:软膏,10 克/支(复方制剂)。

剂量用法:外搽患处,每日 3 次。

作用:本品既可脱敏止痒,又可防治继发感染。

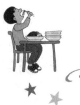

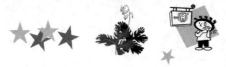

【推荐用药方案】

方案Ⅰ

50～100 克/升(5%～10%)的氨水与四环素可的松软膏交替外搽,每日各 2 次。

方案Ⅱ

风油精与黄连炉甘石洗剂,交替外搽,每日各 2 次。

方案Ⅲ

50 克/升(5%)的碳酸氢钠溶液皮损处冷敷,每日 4 次,每次半小时,间隙期外搽黄连炉甘石洗剂。同时可内服氯苯那敏,每日 3 次,每次 4 毫克。本方案适宜重症患者使用。

【简便用药方案】

初用肥皂水清洗,以后外搽清凉油,1 日多次。本方案适宜轻症患者使用。

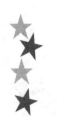

【中医中药】

本病因风寒入腠理,与血气相搏而发病,风寒引起者多为隐疹。

主症:隐疹者多发小粒状疹。忽起如蚊咬痕迹,呈点状风团。

治则:宜祛风,清热解毒。

方药:白芷、半夏、香附、细辛、金钱草、前胡等药中选 2～3 味。每味药各取 15 克,加水适量,煎后取汁,湿敷或外洗,每日 2～3 次。

病重者可加服苦参 10 克,黄柏 10 克,生薏苡仁 30 克,白蒺藜 10 克,野菊花 10 克。水煎服,1 日 1 剂。

成药:防虫咬搽剂外用。

四、毒虫咬伤

毒虫咬伤一般是指被蝎子、蜂、蜈蚣等叮咬而引起的皮肤损害。这些毒虫均有毒腺,叮咬人时放出毒汁,可引起明显的皮疹及全身症状。

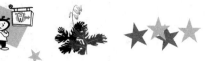

【临床特征】

皮肤受蜇后,局部即感灼痛或剧痛,很快出现红肿或风团,中央被蜇处常有一个小瘀点,甚者以后可出现水疱。人被少数毒虫蜇后一般无全身症状,仅在被蜇处有疼痛和红肿,并可在数小时内消失。若被多数毒虫蜇后,可引起大片肿胀,偶可导致组织坏死。重者可出现全身症状,如发热、畏寒、头晕、无力、恶心、呕吐等。如果被蜇在头面重要部位(尤其是直接刺入血管内)或多处同时受蜇时,可引起中毒、休克、抽搐、昏迷、心力衰竭、哮喘、呼吸麻痹等严重全身症状,甚至在数小时或数日内死亡。

【诊断要点】

主要根据被毒虫蜇伤的病史,被咬处多在人体暴露部位,加之局部和全身症状,即可诊断。

【用药原则】

轻者消炎、止痛;重者应积极抢救。

【药物介绍】

季德胜蛇药

剂型规格:片剂,0.3 克/片;另附解毒片。

剂量用法:毒虫咬伤后,立即服药片 5 片,同时将药片以温开水溶化后涂于伤口周围约 1.5 厘米处,不能涂在伤口上。轻症者,每次服 5 片,1 日 3 次,连续服至症状消失为止;重症者,每次服 10~15 片,每 4~6 小时 1 次。服药期间,同时服解毒片,每次 2~4 片,1 日 3 次。

作用:本品有解毒、止痛、消肿功能。

【推荐用药方案】

方案 I

蜇后立即拔出蜇刺,用拔火罐拔出毒汁,再用生理盐水或1:10 000高锰

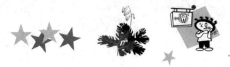

酸钾液冲洗毒液。外搽四环素可的松软膏。

使用局部处理的同时，内服氯苯那敏，每次 4 毫克，1 日 3 次。本方案适宜轻症型患者使用。

方案Ⅱ

局部处理同上，病损处肿胀疼痛者，可用 20 克/升（2%）的普鲁卡因 2～3 毫升，或利多卡因，蜇伤处皮下注射。

内服氯苯那敏，每次 4 毫克，1 日 3 次；维生素 C，每次 0.2 克，1 日 3 次；泼尼松，每次 10 毫克，1 日 3 次。本方案适宜较重型患者使用。

方案Ⅲ

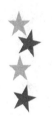

局部处理同上，病损处可用 10 克/升（1%）的盐酸依米丁液 3 毫升，加入生理盐水 30 毫升，蜇伤处皮下注射少量，可很快止痛消肿。但要慎重。

内服药同上，并可使用大剂量维生素 C 3 克，加入 50 克/升（5%）的葡萄糖生理盐水中，静脉滴注。休克患者，必须及时进行抢救。可皮下注射 1 克/升（0.1%）的肾上腺素 0.5 毫升，并取地塞米松 5 毫克，加入 500 克/升（50%）的葡萄糖溶液 40 毫升缓慢静脉注射。本方案适宜重症型患者使用。

【简便用药方案】

黄连炉甘石洗剂与四环素可的松软膏交替外搽，每日各 2 次。内服氯苯那敏，每次 4 毫克，1 日 3 次。

【中医中药】

本病多属火毒型。

主症：蜇伤的局部，赤红肿胀、疼痛，常发生出血斑、血疱及坏死。

治则：清热解毒。

方药：蒲公英、野菊花、半边莲、鱼腥草、白花蛇舌草、鲜桑叶等，选一味鲜品，捣烂或煎液，外敷。

成药：季德胜蛇药片，首次 10 片，以后每次 5～10 片，每 6 小时服 1 次，连服 3～5 天，也可用 6～8 片捣碎，用温开水 10 毫升化开，搅拌为糊，涂搽局部，每日十多次，直至消肿为止。

第五节　过敏性皮肤病

一、接触性皮炎

人体接触某物后,仅少数具有特异性过敏素质者才发病。引起接触性皮炎的物质有动物性,如皮革、羊毛、昆虫分泌物等;植物性,如生漆、荨麻等;化妆品,如香水、香脂、油彩、染发剂等;药物性,如碘酊、红汞、磺胺及抗生素类等;化工原料及产品,如染料、涂料、合成树脂、橡胶添加剂、塑料制品等;重金属盐,如镍盐、铬盐等;农药如敌敌畏等。

【临床特征】

轻症时,局部呈红斑、丘疹、丘疱疹;严重时,出现水疱、糜烂、渗出、结痂;慢性期,则为暗红斑、皮肤粗厚、干燥、轻度脱屑、皲裂。本病皮疹界线清楚,以暴露部位多见。患者的手可将局部过敏源抓到身体其他部位,所抓之处亦可出现皮疹。接触物为粉尘或机体高度敏感时,皮疹可泛发,自觉瘙痒,全身症状不明显。

【诊断要点】

本病主要根据患者有接触过敏物的病史;皮损主要发生在接触部位或暴露部位;清除过敏源后,症状很快改善。皮疹多为红斑、丘疹、丘疱疹,自觉灼热瘙痒等症。

【用药原则】

清除病因,全身应用抗过敏药,局部根据皮损特点选择外用药剂型和药物。

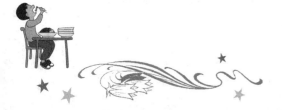

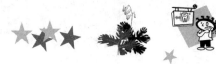

【药物介绍】

1. 苯海拉明

剂型规格:片剂,25 毫克/片;注射剂,20 毫克/支。

剂量用法:25 毫克/次,口服,1 日 3 次。20 毫克/次,必要时肌内注射。

作用:本品是最常应用的抗组胺药,适用于皮肤黏膜的过敏性疾病,对中枢神经系统有较强的抑制作用。

注意事项:禁用于驾驶、高空作业患者。

2. 异丙嗪

剂型规格:片剂,25 毫克/片。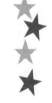

剂量用法:12.5 ~ 25 毫克/次,口服,1 日 3 次。

作用:本品有抗组胺作用。

注意事项:禁用于驾驶、高空作业患者。

3. 氯苯那敏

剂型规格:片剂,4 毫克/片。

剂量用法:成人 4 毫克/次,口服,1 日 3 次;儿童 0.3 毫克/(千克·日),分 3 次口服。

作用:本品抗组胺作用与苯海拉明类似,但嗜睡副作用较轻,在临床上应用较广,尤其适用于儿童。

注意事项:禁用于驾驶员及高空作业患者。

4. 氢化可的松

剂型规格:霜剂(乳膏),10 克/支。

剂量用法:外搽,1 日 3 次。

作用:本品有止痒、抗炎作用,系皮质激素类外用制剂,但副作用少。

5. 皮炎平

剂型规格:霜剂,20 克/支。

剂量用法:外搽,1 日 3 次。

作用:有较强止痒、抗炎作用。

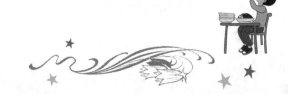

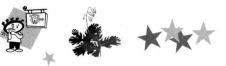

【推荐用药方案】

方案Ⅰ

内服氯苯那敏,4 毫克/次,1 日 3 次;外用 30 克/升(3%)的硼酸液冷敷,每次半小时,1 日 3 次。

方案Ⅱ

内服苯海拉明,25 毫克/次,1 日 3 次;外用 30 克/升(3%)的硼酸液冷敷,每次半小时,1 日 3 次;冷敷间隙期,外搽炉甘石洗剂。

【简便用药方案】

外用冷开水或生理盐水冲洗皮损部位,每次 10 分钟,1 日 3 次;间隙期外搽痱子粉水(1 份痱子粉,加 10 份冷开水);内服氯苯那敏,每次 4 毫克,1 日 3 次。

【中医中药】

本病为禀性过敏源,皮毛腠理不密,感受致敏源辛热之毒而成。

主症:本症先局部瘙痒,继起斑疹痦疱,破烂流水,湿润结痂。重者,全身赤肿及合并全身症状。

治则:宜清热解毒。

方药:蒲公英 15 克,黄芩 9 克,生山栀 9 克,金银花 9 克,茯苓皮 9 克,车钱子 12 克(包),生薏苡仁 12 克,萆薢 9 克,连翘 9 克,生甘草 3 克。水煎服。

外用蒲公英 30 克,生甘草 30 克。水煎后冷湿敷。

成药:急性期,可服龙胆泻肝丸;慢性期,可服二妙丸、当归饮子丸。

【预防】

(1)避免接触过敏源。

(2)接触过敏源后应立即清除。

(3)必须接触时,一定要做好个人防护,如穿防护服、戴口罩、帽子、手套或外搽相应防护霜。

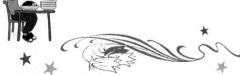

二、湿　疹

湿疹是由内外因素引起的一种急性或慢性过敏性皮肤炎症。皮疹多形性,有湿润倾向,反复发作,病因比较复杂,难以找出。

【临床特征】

本病皮损可发生于任何部位,往往对称性分布。根据皮损情况可分三期:

1. 急性湿疹

本期多为丘疹、丘疱疹,基底部充血,皮损界线不清,常出现糜烂、渗出、结痂,并向周围蔓延,严重时皮疹泛发全身,瘙痒剧烈。

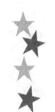

2. 亚急性湿疹

本期常系急性湿疹演变而来,或治疗不当形成暗红斑块,有结痂、鳞屑,间有少量丘疱疹和少量渗出。

3. 慢性湿疹

本期常从急性、亚急性湿疹演变而来,皮损常增厚呈苔癣样变,有脱屑、皲裂。在局部受刺激后可急性发作,瘙痒明显,时有渗液。

根据皮损部位分以下几型:

(1)手部湿疹:多为接触外界过敏源而发病,常双手指侧面及掌面首先出现皮疹,以后可波及手掌、手背及手腕,皮疹对称分布,可急性或慢性、顽固反复发作,瘙痒。

(2)外阴湿疹:常表现为慢性损害,局部以苔癣化为主,急性发作时,局部肿胀、糜烂,多年不愈,剧痒。

根据皮损形态,可分为钱币状湿疹、脓痂型湿疹、鳞屑性湿疹等。

根据发病年龄,可分为婴儿湿疹、儿童湿疹、成人湿疹。

【诊断要点】

各种类型湿疹诊断主要根据以下几个特点:

(1)病因不易明确,起病比较缓慢。

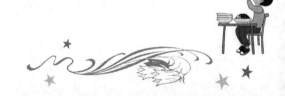

(2)病情常反复发作,顽固难治。

(3)皮疹呈多形性,界线不清,有渗出倾向。

(4)剧烈瘙痒。

【用药原则】

全身加强抗过敏治疗,局部应根据皮损不同情况、不同病期、不同部位分别采用不同种类、不同浓度、不同剂型的外用药物治疗,宜边用药,边观察治疗效果。

【药物介绍】

1. 曲吡那敏

剂型规格:片剂,25 毫克/片。

剂量用法:25 毫克/次,口服,1 日 3 次。

作用:本品抗组胺作用较苯海拉明强而持久,而嗜睡反应较少。

注意事项:胃肠道刺激症状较大,服用时不要嚼碎,饭后服。

2. 布克利嗪

剂型规格:片剂,25 毫克/片。

剂量用法:25 毫克/次,口服,1 日 3 次。

作用:本品抗组胺作用、中枢安定作用及止吐作用均较苯海拉明强而持久。

注意事项:副作用有嗜睡和眩晕。

3. 去氯羟嗪

剂型规格:片剂,25 毫克/片。

剂量用法:25 毫克/次,口服,1 日 3 次。

作用:除对皮肤病有抗组胺作用外,也用于治疗支气管哮喘。

4. 羟嗪

剂型规格:片剂,25 毫克/片。

剂量用法:25 毫克/次,口服,1 日 3 次。

作用:本品既具有安定作用,又有抗组胺作用。常用于焦虑、紧张型的过

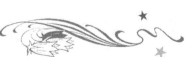

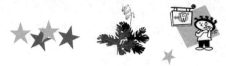

敏性皮肤病患者。

注意事项:本品可有嗜睡、头晕等副作用。

5. 赛庚啶

剂型规格:片剂,4 毫克/片。

剂量用法:2~4 毫克/次,口服,1 日 3 次。

作用:本品抗组胺作用较氯苯那敏、异丙嗪强,并具有轻中度的抗 5-羟色胺作用及抗胆碱作用。

注意事项:副作用有嗜睡、口干、乏力、头晕、恶心等。青光眼患者忌用;年老体弱者慎用。

6. 多塞平

剂型规格:片剂,25 毫克/片。

剂量用法:6.125~25 毫克/次,口服,1 日 2 次。

作用:研究表明,本品是一种高效的 H_1 受体拮抗剂,其效价强度是苯海拉明的几百倍。并可阻断 H_2 受体。还有抑制血小板活化因子释放的作用。对带状疱疹后遗神经痛也有一定效果。

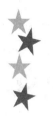

注意事项:本品有嗜睡、口干、便秘等副作用,停药或减量后即可消失。

7. 桂利嗪

剂型规格:片剂,25 毫克/片。

剂量用法:25 毫克/次,口服,1 日 3 次。

作用:本品对血管平滑肌有直接扩张作用,能显著地改善脑循环及冠状动脉循环。此外,还有 H_1 受体拮抗剂作用,并能对抗 5-羟色胺、缓激肽等。

注意事项:本品副作用偶见嗜睡、胃肠道反应。

8. 雷尼替丁

剂型规格:胶囊,0.15 克/丸。

剂量用法:0.15 克/次,口服,1 日 2 次。

作用:本品有 H_2 受体拮抗剂作用。实验研究证明,人的皮肤血管既有 H_1 受体也有 H_2 受体。目前认为,联合应用 H_1 及 H_2 拮抗剂治疗过敏性皮肤病,较单独应用任何一种药物为优。

注意事项:副作用较常见的有腹泻、腹胀、口苦、口干,血清转氨酶轻度升

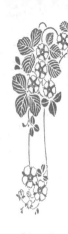

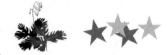

高。本品尚可引起头晕、头痛、嗜睡、药物热、皮疹等副作用。

9.酮替芬

剂型规格:片剂,1 毫克/片。

剂量用法:0.5～1 毫克/次,口服,1 日 2 次。

作用:本品兼有抑制组胺释放及 H_1 受体拮抗作用,后一作用较氯苯那敏强约 10 倍,且具长效,并有抗 5-羟色胺及乙酰胆碱作用。

注意事项:本品有头晕、嗜睡、倦怠、无力、口干等副作用。

【推荐用药方案】

方案 I

内服复方酮替芬胶囊(即酮替芬加 H_2 受体拮抗剂等),每次 1～2 粒,1 日 2 次。

外搽尤卓尔霜,1 日 3 次。本方案适宜亚急性期湿疹患者使用。

方案 II

内服复方多塞平胶囊,1 次 1 粒,1 日 2 次;同时内服开瑞坦 10 毫克,1 日 1 次;内服曲尼司特,每次 0.1 克,1 日 3 次。外搽皮炎平霜,1 日 3 次,或外搽尤卓尔乳膏,1 日 3 次。本方案适宜慢性顽固湿疹患者使用。

方案 III

内服开瑞坦,1 次 10 毫克,每日早晨服 1 次,中午及睡前各服 1 粒复方酮替芬胶囊;必要时再缓慢静脉注射 100 克/升(10%)的葡萄糖酸钙 10 毫升,1 日 1 次。

外用 20～30 克/升(2%～3%)的硼酸液冷敷局部皮损,每次半小时,1 日 3 次,冷敷间隙期外搽炉甘石洗剂。本方案适宜急性渗出糜烂型湿疹患者使用。

【简便用药方案】

内服赛庚啶,1 次 2 毫克,1 日 3 次。外搽皮炎平霜或紫草油。

【中医中药】

本病系风湿热客于肌肤而成。慢性湿疹系湿疹病久耗血,以致血虚生风

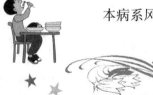

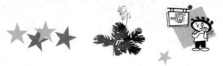

生燥,风燥郁结,肌肤失养所致。

1. 湿热并盛型

主症:皮损潮红,丘疹水疱较广泛,瘙痒剧烈,舌质红,苔黄腻,脉弦滑有力。

治则:宜清热除湿。

方药:龙胆泻肝汤加减。

龙胆草10克,黄芩10克,栀子10克,泽泻10克,木通10克,车前子12克(包),当归10克,生地10克,柴胡10克,生甘草10克。水煎服。

外用药:马齿苋60克,黄柏30克,苦参30克。水煎待凉,湿敷。

2. 脾虚湿盛型

主症:皮损不红,渗出较多,下肢多发,瘙痒较轻。

治则:健脾利湿。

方药:除湿胃苓汤加减。

生薏苡仁20克,生扁豆15克,山药15克,芡实10克,枳壳10克,草薢10克,黄柏10克,白术10克,茯苓15克。水煎服。

外用药:本型可外用青黛散加香油调成糊状,敷于患处。

3. 血虚风燥型

主症:皮损肥厚,有糠样脱屑伴抓痕、血痂。

治则:宜养血润肤。

方药:四物消风散加减。

生地15克,当归9克,白芍9克,牡丹皮6克,首乌12克,玉竹9克,荆芥3克,防风3克,蝉蜕9克,僵蚕9克,独活6克,羌活6克。水煎服。

成药:本型可根据不同病期,选用龙胆泻肝丸,或除湿胃苓散或当归饮子等。

外用药:用青黛油或湿疹膏等外敷。

三、荨麻疹

荨麻疹,是常见的皮肤病,俗称风疹块。引起本病的原因很多,可能因过敏反应而引起,如过敏性体质的人吃了某种食物,吸入灰尘或花粉,有肠道寄

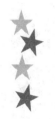

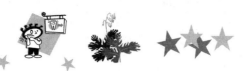

生虫病或某种病灶,接触某种东西,曾被昆虫叮咬,遇到冷风或热气,以及情绪紧张等,都可能引起荨麻疹。

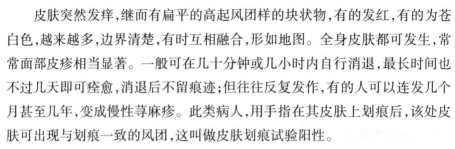

【临床特征】

皮肤突然发痒,继而有扁平的高起风团样的块状物,有的发红,有的为苍白色,越来越多,边界清楚,有时互相融合,形如地图。全身皮肤都可发生,常常面部皮疹相当显著。一般可在几十分钟或几小时内自行消退,最长时间也不过几天即可痊愈,消退后不留痕迹;但往往反复发作,有的人可以连发几个月甚至几年,变成慢性荨麻疹。此类病人,用手指在其皮肤上划痕后,该处皮肤可出现与划痕一致的风团,这叫做皮肤划痕试验阳性。

多数患者症状不重,且很快痊愈,故不引起人们重视,但确有少数患者病情严重,还有部分轻症病人也可突然转变为重症,如喉头水肿引起呼吸困难,肠道水肿引起腹痛等,甚至发生过敏性休克,如不积极治疗,可能造成严重后果。

【诊断要点】

主要根据暂时性风团的存在,风团可以重叠发生,同一时间有的发生有的消失,同时伴有剧烈瘙痒。一般诊断并不困难。荨麻疹反复发作,病程超过6周则可诊断为慢性荨麻疹。

【用药原则】

在用药的同时必须消除病因,因消除病因为治其本。药物以抗组胺为主,紧急情况还需对症处理。

【药物介绍】

1. 阿司咪唑

剂型规格:片剂,10毫克/片。

剂量用法:口服,1次10毫克,1日1次。

作用:本品是一种极少有中枢镇静和抗胆碱能效应的强力及长效的组胺

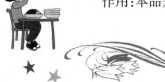

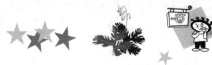

H_1 受体拮抗剂,用于治疗荨麻疹,特别是慢性荨麻疹较好。

注意事项:长期服用可引起体重增加,此外尚有疲乏、失眠等反应。

2. 特非那丁

剂型规格:片剂,60 毫克/片。

剂量用法:口服,每次 1 片,1 日 2 次。

作用:本品是一种极少镇静作用、高效的组胺 H_1 受体拮抗剂。对急、慢性荨麻疹等各种过敏性皮肤病均有效,较氯苯那敏的作用为优。

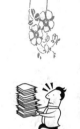

注意事项:本品副作用可有倦怠、头晕、头痛、口咽干、腹胀。心脏病患者不宜服用。

3. 开瑞坦

剂型规格:片剂,10 毫克/片。

剂量用法:口服,每次 10 毫克,1 日 1 次。

作用:本品是新的长效抗组胺药物,对外周神经 H_1 受体有高度选择性,而对中枢神经系统 H_1 受体亲和性较低,对乙酰胆碱受体作用极小。有很强的抗组胺作用,作用时间可达18～24小时。治疗慢性荨麻疹优于特非那丁。本药耐受性很好,镇静和嗜睡作用少,起效时间也较快。

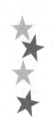

4. 西替利嗪

剂型规格:片剂,10 毫克/片。

剂量用法:口服,1 次 10 毫克,每日 1 次。

作用:本品是非镇静性抗组胺新药,对荨麻疹等有效。

注意事项:国内亦有同类产品,名赛特赞。

5. 曲尼司特

剂型规格:胶囊,0.1 克/粒。

剂量用法:口服,每次 0.1 克,1 日 3 次。

作用:本品是一种针对过敏性疾病发生机制的病因治疗性药物。不仅是一种肥大细胞膜稳定剂,还可能对浆细胞的 IgE 产生株起抑制作用。对慢性荨麻疹等病有效。副作用少而轻,服用后无嗜睡现象。本药如配合其他 H_1、H_2 受体拮抗剂治疗,疗效可更好。

6. 无极膏

剂型规格:霜剂,20 克/支。

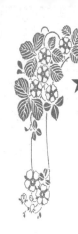

剂量用法:外搽,1日可多次。

作用:止痒作用较强,并兼有抗炎、抗感染作用。

【推荐用药方案】

方案Ⅰ

内服酮替芬,每次 0.5~1 毫克,1 日 2 次。外搽无极膏,1 日多次。本方案适宜一般急性荨麻疹患者使用。

方案Ⅱ

内服酮替芬(剂量同上)或氯苯那敏,每次 4 毫克,1 日 3 次。100 克/升(10%)的葡萄糖酸钙 10 毫升和维生素 C 1 克,加入 250~500 克/升(25%~50%)的葡萄糖液 40 毫升,缓慢静脉注射,1 日 1 次。外搽无极膏。本方案适宜较重的急性荨麻疹患者使用。

方案Ⅲ

内服开瑞坦,每次 10 毫克,晨服,1 日 1 次;午、晚各服 1 次酮替芬,每次 0.5~1 毫克。100 克/升(10%)的葡萄糖酸钙 10 毫升和维生素 C 1 克,加入 250~500 克/升(25%~50%)的葡萄糖液 40 毫升,静脉缓注,1 日 1 次。外搽无极膏、10 克/升(1%)的黄连素炉甘石洗剂,1 日多次。本方案适宜重型急性荨麻疹患者使用。

方案Ⅳ

内服复方酮替芬胶囊(含 H_1 和 H_2 受体拮抗剂等成分),每次 1 粒,1 日 2 次(午、晚各服 1 次);每日早晨服开瑞坦 10 毫克,1 日 1 次,同时加服曲尼司特,每次 0.1 克,1 日 3 次。外搽无极膏,1 日多次。本疗法 2~4 周为 1 个疗程。本方案适宜慢性荨麻疹患者使用。

方案Ⅴ

内服复方多塞平胶囊,午、晚各服 1 粒,1 日 2 次;晨服氯雷他定,每次 10 毫克,1 日 1 次。加服曲尼司特,每次 0.1 克,1 日 3 次;再加服中药湿毒清胶囊或防风通圣丸(照说明服)。外搽无极膏,1 日多次。本疗法 2~4 周为 1 个疗程。本方案适宜顽固型慢性荨麻疹患者使用。

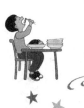

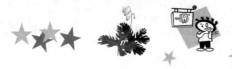

【简便用药方案】

内服苯海拉明,每次 25 毫克,1 日 3 次;外搽无极膏,1 日多次。

【中医中药】

本病是由风或热引起的一种过敏性风团。分为四型辨证论治。

1. 风寒型

主症:皮疹色淡,遇风寒则起,得暖则消。舌淡苔白,脉浮紧。

治则:宜疏风散寒。

方药:麻黄桂枝各半汤加减。

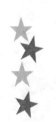

炙麻黄 3 克,桂枝 10 克,白芍 10 克,生姜 6 克,杏仁 10 克,荆芥 10 克,防风 10 克。水煎服。

2. 风热型

主症:皮疹色红,遇热加重,得冷则轻,恶风微热,口渴心烦。舌红苔黄,脉浮数。

治则:宜清热疏风。

方药:金鉴消风散加减。

荆芥 10 克,防风 10 克,牛蒡子 10 克,当归 10 克,苦参 10 克,石膏 30 克,苍术 10 克,木通 10 克,蝉蜕 6 克。水煎服。

3. 胃肠湿热型

主症:相当于胃肠型荨麻疹。

治则:宜表里双解,通腑泄热。

方药:防风通圣散。

防风、荆芥、连翘、麻黄、薄荷、川芎、当归、白芍(炒)、白术、山栀、大黄(酒蒸)、芒硝各 15 克,石膏、黄芩、桔梗各 30 克,甘草 60 克,滑石 90 克,共研细末。

用法:每次服 6 克,开水送下。

4. 气血亏损型

主症:本型相当于慢性荨麻疹。患者常伴饮食、睡眠不佳,神疲乏力。舌

质淡,脉细。

治则:宜补气养血,佐以散风。

方药:八珍汤加味。

人参、白术、茯苓、甘草、当归、白芍、地黄、川芎,加炙麻黄3克。

皮肤划痕试验阳性者可口服过敏煎加减:

柴胡10克,白术10克,茯苓皮15克,乌梅10克,五味子10克,丹参15克,丝瓜络6克,僵蚕10克,蝉蜕6克。水煎服,1日1次。

四、药 疹

药疹是药物进入体内而引起皮肤及黏膜的炎性反应。药物进入人体的途径,是口服、注射,或经皮肤、黏膜吸收。现代医学认为,药疹主要是因人体对某些药物有过敏性,当药物进入人体后,不论剂量大小均可因变态反应而发生皮疹。也有因药物剂量过大,服用时间过长,引起中毒而发生皮疹者。此外,还有因使用质量不纯、杂质较多或失效过期的药物,而引起药疹者。

近年来,随着新药的不断推广物应用,药疹的发病率有逐年上升趋势。致敏药物常见的有以下几类:

(1)解热镇痛药,如阿司匹林、索米痛片等。

(2)磺胺类药,如复方磺胺甲噁唑等。

(3)抗生素类药物,以青霉素特别是氨苄西林引起的较多。

(4)安眠镇静及抗癫痫药物,如苯巴比妥、苯妥英钠。

(5)其他药物有呋喃唑酮、血清制品等。

【临床特征】

药疹常依据皮疹形态,分为麻疹样或猩红热样发疹型、多形红斑型、固定型、中毒性表皮坏死松解型、荨麻疹型、血管炎型、光敏反应型、血清病样型等。以固定型、发疹型、荨麻疹型及多形红斑型较为常见。

1. 固定型药疹

固定型药疹是药疹中最常见的一型,复发率较高。致敏药物再次进入体内,则在同一部位反复以同样形态出现皮疹。此型以成年人多见。皮疹特

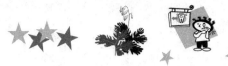

点,为圆形或椭圆形水肿性红斑,色鲜红或紫红,直径数毫米至数厘米不等。界线很清楚。重症者中央可起水疱。急性期 1 周左右,此后局部皮损遗留色素沉着斑,可持续很长时间。皮疹好发于手足背及皮肤黏膜交界处,如口唇、外生殖器部位,也可见于任何部位。重复用药,每次发病均在原来部位,但数目可渐增加,自觉症状轻微,可有痒感及灼痛感。

2. 血清病样型药疹

一般在用药后 6～14 天发病。若再次用药则在 3 天左右发病。皮疹主要为水肿性红斑,风团,伴血管性水肿,少见有麻疹样、猩红热样红斑或紫癜样皮损。皮疹色鲜红,分布广泛,瘙痒明显,有刺痛及触痛,消退较慢,愈后可留暂时性色素沉着。少数患者可伴有喉头水肿,出现呼吸困难,也可有发热、关节肿痛、浅表淋巴结肿大、头痛、心慌、腹痛、恶心等。病程 1～2 周。

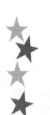

3. 过敏性休克型

本症大多表现速发反应,用药后立即出现症状;少数表现为迟发型,即症状在用药数小时、数天后才发生。

主要表现有胸闷、气急、发绀、心慌、面色苍白或畏寒、出冷汗、四肢厥冷、脉搏细弱、血压下降、神志不清、失语、抽搐、大小便失禁、恶心、呕吐、发热等。皮肤可出现水肿性红斑、风团、瘙痒。

4. 中毒性表皮坏死松解型

本型少见,但病情危重,死亡率可高达 30%。起病急骤,大多有明显的中毒症状,发热、烦躁不安、嗜睡、昏迷。皮疹发生前可有结膜充血、口咽干燥、皮肤灼热;数小时后,皮肤出现红斑、触痛,很快遍及全身,出现大疱及大片表皮剥脱如烫伤样,很易破溃,眼、鼻、口唇、外阴、肛门都可发生水疱、剥脱、糜烂。还可引起心、肝、肾、肺、脑损害。病期一般 2～3 周。

【诊断要点】

除固定型药疹、过敏性休克型、中毒性表皮坏死松解型药疹有特征性表现外,多数药疹常类似其他疾病的皮肤表现,皮疹类型多样。

诊断主要依据:

(1)有明确的用药史。停用致敏药物后,皮疹很快好转或消退。

（2）有一定的潜伏期，除过敏性休克型外，首次用药在 5 ~ 20 天，重复用药，则较快发病。

（3）除皮疹有痒感外，重症者常合并有发热等内脏、器官损害的表现。

（4）对抗过敏及皮质激素类药物治疗有显效。

（5）血常规检查，大多白细胞总数可增多，常伴嗜酸性细胞比例增高。

【用药原则】

停用致敏或可疑致敏药物，加强输液，促进致敏药物排泄；重点应用抗过敏药，危重病人应针对内脏等损害积极抢救。局部对症处理。

【药物介绍】

1. 美喹他嗪

剂型规格：片剂，5 毫克/片。

剂量用法：5 毫克/次，口服，1 日 2 次。

作用：本品对外周 H_1 受体有选择性抑制作用，其特点是，它能抑制肥大细胞脱颗粒，长效，无中枢镇静、无嗜睡等副作用。适用于湿疹、慢性荨麻疹、药疹等。

注意事项：偶有乏力、头痛、口干、困倦、胃肠不适、便秘等不良反应。

2. 克敏

剂型规格：胶囊剂，2.5 毫克/粒。

剂量用法：2.5 毫克/次，口服，1 日 2 次。

作用：本品具有强效、长效和低毒特点，无中枢抑制、嗜睡等副作用。本品在体内与组胺竞争效应细胞上的组胺 H_1 受体，使组胺类物质完全丧失与 H_1 受体结合的机会，从而抑制机体过敏反应的发生，其脱敏作用较强，口服后 1 ~ 3 小时可达血药浓度峰值，维持作用时间为 8 ~ 12 小时。体内分布广泛。本品毒性低。

注意事项：偶有恶心、不适等反应。

3. 肾上腺素

剂型规格：针剂：0.5 毫克，0.5 毫升/支，1 毫克，1 毫升/支。

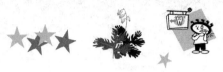

剂量用法:0.5 毫克/次,皮下或肌内注射,必要时可隔 15 分钟重复注射 1 次。

作用:本品为直接作用于肾上腺素能 α、β 受体的拟交感类药,具有扩张支气管、兴奋心脏、增高血压和收缩局部血管等作用。本品主要用于过敏性休克等病。

注意事项:副作用有头痛、烦躁、失眠、面色苍白等不良反应,大剂量可致胸痛、心律失常。凡高血压、心脏病、糖尿病、甲状腺功能亢进、洋地黄中毒、心脏性哮喘、外伤性或出血性休克患者忌用。

4. 泼尼松

剂型规格:片剂,5 毫克/片;针剂,25 毫克,2 毫升/支;软膏剂,质量分数为 0.5%,50 毫克,2 毫升/支。

剂量用法:5~15 毫克/次,每日 2~4 次,口服;25~50 毫克/次,肌内注射;外用涂搽,1 日 3 次。

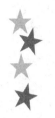

作用:本品抗炎及抗过敏作用较强,副作用较少。用于较重的皮炎、药疹等症。

注意事项:肝功能不良者、原发性肾上腺皮质功能不全者不宜使用。

5. 地塞米松

剂型规格:针剂,2 毫克/(毫升·支),5 毫克/(毫升·支),10 毫克/(毫升·支);片剂,0.75 毫克/片;软膏剂,质量分数为 0.05%,4 克/支。

剂量用法:5~10 毫克/次,静脉注射或点滴(加入葡萄糖液内);0.75~2 毫克/次,每日 3 次,口服。

作用:本品抗炎、抗毒、抗过敏作用强,而对水钠潴留和促进排钾作用较轻微。注射液常用于抢救过敏性休克药疹及严重变态反应性皮肤病。

注意事项:长期或大量使用,易引起糖尿病、类库欣综合征、精神病、精神症状等。凡有癫症史、精神病史、溃疡病、血栓性静脉炎、活动性肺结核等忌用或慎用本品。

6. 葡萄糖酸钙注射液

剂型规格:针剂:100 克/升(10%),10 毫升/支。

剂量用法:10 毫升/次,静脉缓注,每日 1 次。10 次为 1 个疗程。

作用:钙离子有增强血管内皮细胞间质的功能,从而降低血管的通透性,是一种非特异性的抗过敏药,对中枢有轻度抑制作用,能减轻瘙痒。钙剂口服效果不佳,故需静脉注射。主要适用于急性变态反应性皮肤病,以及一些常见的皮肤瘙痒性疾患。

注意事项:静脉注射不能快,否则导致患者产生发热感或晕厥;也不能漏出血管外,以免组织受刺激和破坏。

【推荐用药方案】

方案Ⅰ

内服复方酮替芬胶囊,1粒/次,1日2次;维生素C,0.2克/次,1日3次。外搽炉甘石洗剂。本方案适宜轻症药疹患者使用。

方案Ⅱ

早上服开瑞坦,10毫克/(次·日)。中午及晚上睡前各服1次复方酮替芬胶囊,1粒/次。100克/升(10%)的葡萄糖酸钙注射液10毫升/次,1日1次,缓慢静脉注射[可加入维生素C注射液0.5克,250~500克/升(25%~50%)的葡萄糖液20毫升]。外搽尤卓尔软膏。本方案适宜一般药疹患者使用。

方案Ⅲ

同方案Ⅱ,加服泼尼松10毫克/次,1日3次。本方案适宜较重药疹患者使用。

方案Ⅳ

同方案Ⅱ,加静脉滴注地塞米松5~10毫克/日,并加入较大剂量维生素C,待病情控制后改服泼尼松,剂量依次递减,并针对病情控制感染和补充水、电解质。本方案适宜重症药疹患者使用。

方案Ⅴ

同方案Ⅱ,加静脉滴注地塞米松15~20毫克/日,并加入大剂量维生素C,待病情控制后,改服泼尼松,剂量依次递减,并针对继发感染和电解质失调,皮肤溃烂等,采取抗感染、纠正电解质失衡等强有力措施。本方案适宜中毒性表皮坏死松解型等重症药疹患者使用。

方案Ⅵ

1 克/升(0.1%)的肾上腺素 0.5 毫升,立即皮下注射;地塞米松 10 毫克/次,加入 500 克/升(50%)的葡萄糖液 20 毫升,缓慢静脉注射;苯海拉明 20 毫克/次,立即肌内注射;静脉滴注 50 克/升(5%)的葡萄糖盐水 2 000 毫升/日。本方案适宜药疹过敏性休克型患者使用。

【简便用药方案】

氯苯那敏,4 毫克/次,口服,1 日 3 次;维生素 C,0.2 克/次,1 日 3 次;钙片,1 克/次,1 日 3 次。外搽无极膏,1 日 3 次。

【中医中药】

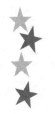

本病与"食入禁忌"或"触犯禁忌"有关。是由于脾湿不运,蕴湿化热,外受毒邪刺激,湿热毒邪发于皮肤所致。概括地讲,就是内有湿、外有毒,湿毒化热所致。因而称为湿毒疡。

1. 早期

主症:来势急,发展快,多伴有高烧,烦热不眠,口干口渴;又因毒热盛,若热扰神明则可以出现神昏谵语,皮损弥散,潮红或深紫色,舌质红绛,脉数,均为热入营血的征象。糜烂、渗液、瘙痒为湿热的表现。

治则:宜清热解毒,凉血利湿。

方药:大青叶 30 克,生石膏 30 克,金银花 15 克,生槐花 30 克,鲜生地 30 克,牡丹皮 9 克,黄芩 9 克,天花粉 15 克,车前草 30 克,六一散(包)30 克。水煎服。

2. 后期

主症:由于毒热盛,必然灼伤阴液,故可见口干、口渴、午后低烧等症,在此阶段,皮疹往往红肿逐渐消退,出现大片状或糠秕样脱屑。

治则:宜养阴健脾除湿。

方药:南沙参 30 克,玄参 15 克,石斛 15 克,紫丹参 15 克,白术 15 克,扁豆 15 克,生枳壳 9 克,生薏苡仁 30 克,黄柏 15 克,生甘草 9 克,土茯苓 30 克。水煎服。

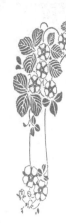

外治：

（1）轻症：皮损范围小，可用三黄洗剂外搽；皮损广泛者，可用青黛散干扑；结痂、干燥者，用青黛膏外涂。

（2）重症：皮损湿润期，全身用青黛散麻油调涂，每日2～3次，宜经常用麻油湿润；落屑期，用麻油少许保护皮肤；如凝成厚痂，需用棉花蘸麻油如磨墨状轻轻揉揩。

【预防】

（1）严格掌握用药指征，避免滥用药物，以减少过敏发生的机会。

（2）青霉素等药物使用前，须严格执行常规皮试制度。皮试时应常规备用抗过敏的急救药品。

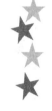

（3）详细询问药物过敏史，若以往对某一药物已发生过敏者切勿再次使用，并避免使用与该药结构类似的药物。

（4）用药过程中应严格观察药物治疗反应。若使用任何药物后，患者有心慌、软弱、皮疹、瘙痒现象，应考虑可能会发生药疹，注意观察，立即停药，及时处理。

第六节　神经精神性皮肤病

一、神经性皮炎

神经性皮炎是一种以皮肤局部粗厚及剧烈瘙痒为特征的常见慢性瘙痒性皮肤病。常与神经精神系统不稳定有明显的关系，如情绪波动、失眠等。另外，局部摩擦、搔抓，可使本病加重或复发，形成恶性循环，致使本病反复发作。

【临床特征】

本病多见于成年人，起病时，局部间歇性瘙痒而无明显皮损，经反复搔抓

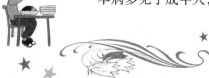

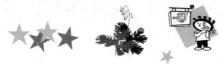

或摩擦后,出现粟粒至绿豆大丘疹,密集成群,正常皮色或淡褐色,以后上述皮疹融合成片,形成皮纹加深和皮嵴隆起的形如皮革样的苔癣样变之斑块。边界清楚,可呈圆形或不整形。本病好发于颈部、四肢两侧及骶尾部等,根据皮损的数目分为局限型和泛发型,以局限型为多见。

【诊断要点】

主要依据:

(1)为群集的不规则或多角形扁平而光亮的丘疹,逐渐伴以局部皮肤肥厚、粗糙,皮沟、皮嵴加深、显著,以及轻重不等的苔癣化为特征的皮损。

(2)好发于颈部及其他易受摩擦的部位。

(3)慢性过程,常反复发作。

(4)伴有神经精神系统不稳定的症状。

(5)剧痒。

【用药原则】

本症需内外结合治疗,内治以调节中枢神经系统、镇静、止痒为重点,外治选择较理想的局部止痒和减轻局部皮肤角化过度的苔癣化为重点的外用药。

【药物介绍】

1. 谷维素

剂型规格:片剂,10 毫克/片。

剂量用法:20 毫克/次,口服,1 日 3 次。

作用:本品具有调节自主神经和间脑的功能,适用于神经官能症等疾患。

注意事项:偶有恶心、呕吐、口干、皮疹、瘙痒等不良反应。

2. 恩肤霜

剂型规格:软膏,20 克/支。

剂量用法:外搽,每日 3 次。

作用:本品适用于各型皮炎、湿疹等。由高效止痒和抗过敏药组成,具有

消炎、止痒作用,作用强而疗效显著。

3. 肤疾灵硬膏

剂型规格:硬膏,4 厘米 ×6 厘米/片,6 片/袋。

剂量用法:贴患处,隔日换 1 次。

作用:本品具有止痒、改善苔癣化作用。适用于局限型神经性皮炎。

注意事项:皮损有破损者禁用,对胶布过敏者禁用。

4. 丁苯羟酸硬膏

剂型规格:硬膏,4 厘米 ×6 厘米/片,6 片/袋。

剂量用法:贴患处,隔日换 1 次。

作用:具有止痒、改善苔癣化作用。适用于局限型神经性皮炎。

注意事项:对皮损有破溃者、胶布过敏者禁用。

【推荐用药方案】

方案Ⅰ

内服谷维素,20 毫克/次,1 日 3 次。外搽无极膏,1 日 3 次。本方案适宜轻症型患者使用。

方案Ⅱ

内服复方酮替芬胶囊,1 粒/次,1 日 2 次。外搽皮炎平软膏,1 日 3 次。本方案适宜一般型患者使用。

方案Ⅲ

内服复方多塞平胶囊,1 粒/次,1 日 2 次。恩肤霜与无极膏轮流交替外搽,1 日各 2 次。本方案适宜较重型患者使用。

【简便用药方案】

局部外贴丁苯羟酸或肤疾宁硬膏,隔日换 1 次。

【中医中药】

本病为风、湿、热三邪蕴阻肌肤所致;或营血不足,血虚生风生燥,皮肤失养而成,常与情绪波动有关。分三型辨证论治:

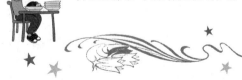

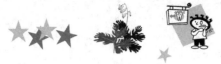

1. **风湿蕴阻型**

主症：多见于局限型患者，皮损成片，粗糙肥厚，阵发性瘙痒。舌红苔腻，脉弦滑。

治则：宜祛风除湿。

方药：荆芥、防风、蝉蜕、苦参、白鲜皮、黄芩、车前子、苍术、六一散等。

2. **肝郁化火型**

主症：多见于泛发性患者，皮疹色红，伴急躁易怒，失眠多梦等。舌边尖红，苔薄黄，脉弦滑数。

治则：宜舒肝清热，凉血熄风。

方药：丹栀逍遥散加减。

牡丹皮、栀子、甘草、当归、茯苓、白术、柴胡。

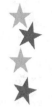

3. **血虚风燥型**

主症：多见于病程较长，年老体弱者，皮损色淡或灰白，肥厚粗糙，可伴乏力气短，心悸失眠等。舌淡苔少，脉细弱。

治则：宜养血润燥，搜风止痒。

处方：当归饮子丸或四物汤加减。

当归饮子：当归、生地、白芍、川芎、荆芥、防风、黄芪、何首乌、白蒺藜、甘草。

四物汤：当归、熟地、白芍、川芎。

外治：局限型，可用梅花针弹刺，苔癣化明显者可强刺激。泛发型，可沿太阳经走行梅花针弹刺，并沿脊柱两侧旁开横行弹刺。针刺风池、足三里、太冲、曲池等穴位。耳针选肺、大肠、神门、小肠。

二、结节性痒疹

多数学者目前认为，本病是局限型神经性皮炎的变型。皮损表现有所不同，此类皮疹很少呈皮肤苔癣化，而是以疣状结节增生性皮疹为主。

【临床特征】

本病初起为淡红色小丘疹或风团样丘疹，逐渐形成豌豆至指甲大坚实结

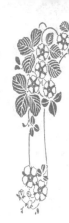

节,表面粗糙成疣状,灰褐色或红褐色,结节表面常有剥蚀面,皮损周围皮肤常有色素沉着及部分粗厚或苔癣化。多见于成年女性,常伴有焦虑、失眠及剧烈瘙痒。皮疹好发于四肢,以小腿两侧皮疹最为显著。

【诊断要点】

主要依据:
(1)病情顽固、长期反复发作。
(2)剧烈瘙痒,并伴有神经精神系统不稳定症状。
(3)多见于成年妇女,皮疹好发于四肢,特别是小腿两侧。
(4)典型皮损为疣状结节。

【用药原则】

治疗关键是全身用药,镇静和抗组胺。局部止痒。

【药物介绍】

1. 曲安西龙

剂型规格:针剂,50 毫克,5 毫升/支。

剂量用法:皮损部皮下注射,1 次 2.5 毫升。

作用:本品抗炎、抗过敏作用较强而持久,副作用较小。适用于局限型顽固性结节性痒疹、神经性皮炎、湿疹等。

注意事项:病毒性、结核性、化脓性皮肤病及孕妇禁用。

2. 乐肤液

剂型规格:外用溶液,20 毫升/瓶。

剂量用法:外搽患部,1 日 3 次。

作用:抗炎、止痒。

【推荐用药方案】

方案 I

内服复方酮替芬胶囊,1 粒/次,1 日 2 次;外搽无极膏,1 日 3 次。本方案

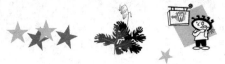

适宜轻症型患者使用。

方案Ⅱ

内服复方多塞平胶囊,1粒/次,1日2次;恩肤霜、无极膏,轮流交换外搽,1日各2次。本方案适宜一般型患者使用。

方案Ⅲ

曲安西龙混悬液,每次不超过40毫克,加入适量20克/升(2%)的盐酸普鲁卡因,做病变部皮下或皮损内注射。10～15日1次。本方案适宜顽固型患者使用。

【简便用药方案】

内服复方酮替芬胶囊,1粒/次,1日2次;局部皮损外贴肤疾宁或丁苯羟酸硬膏,1～2日换1次。

【中医中药】

本病的发生,主要是体内蕴湿,兼感外界风毒,或昆虫咬伤,毒汁内侵为患,湿邪风毒凝聚,经络阻隔,气血凝滞,形成结节而作痒。

主症:本症为明显瘙痒的疣状结节,多发生于四肢,亦可发生于身体其他部位。几个相邻的结节可以互相融合而成斑块。本病顽固,较难治愈,有的消失后还可以复发。

治则:宜除湿解毒,疏风止痒,活血软坚。

方药:

(1)荆芥9克,防风9克,全虫3～9克,皂角刺6克,苦参9～15克,车前子9～15克,泽泻9克,萆薢9～15克,白鲜皮15～30克,刺蒺藜15～30克,当归9克,赤白芍各9克。加水煎服。

(2)穿山甲9克,皂角刺9克,三棱6克,莪术6克,桃仁9克,红花9克,川芎9克,当归9克。痒重者尚可选加全虫3～9克,乌梢蛇9克。加水煎服,每日1副。

本病也可用梅花针强刺皮疹。

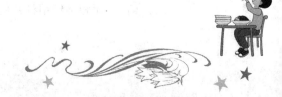

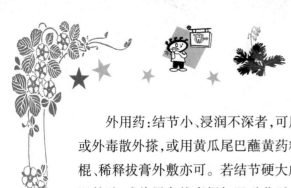

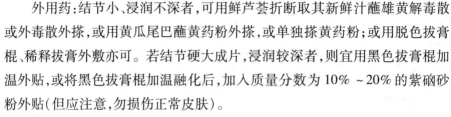

外用药:结节小、浸润不深者,可用鲜芦荟折断取其新鲜汁蘸雄黄解毒散或外毒散外搽,或用黄瓜尾巴蘸黄药粉外搽,或单独搽黄药粉;或用脱色拔膏棍、稀释拔膏外敷亦可。若结节硬大成片,浸润较深者,则宜用黑色拔膏棍加温外贴,或将黑色拔膏棍加温融化后,加入质量分数为 10% ~ 20% 的紫硇砂粉外贴(但应注意,勿损伤正常皮肤)。

三、瘙痒病

瘙痒病,是指仅有皮肤瘙痒,而无原发皮损的皮肤病。有全身性和局限性瘙痒病两型,本病病因比较复杂,常与神经官能症或内脏疾病等有关。

【临床特征】

1. 全身性瘙痒病

本病最初瘙痒仅局限于一处,逐渐扩展至身体之大部或全身。瘙痒常为阵发性,尤以夜间为重。瘙痒的程度因人而异,有的剧烈,难以忍受,不断搔抓;典型皮损即条状表皮剥脱的抓痕和血痂。患者常伴有失眠、精神不振等神经官能症症状。全身性瘙痒病又分老年性、冬季性、夏季性皮肤瘙痒病。

2. 局限性瘙痒病

(1)肛门瘙痒病:瘙痒限局于肛门及其周围的皮肤,但可扩展至会阴。因瘙痒,经常摩擦与搔抓局部皮肤可粗厚。

(2)阴囊瘙痒病:常见,多仅限于阴囊,偶尔可扩展至阴茎,搔抓常引起局部皮肤粗厚、糜烂。

(3)女阴瘙痒病:多见于绝经期前后妇女,主要发生于大阴唇外侧,也可波及小阴唇及阴阜部。局部呈现搔抓后的皮肤苔癣化。

【诊断要点】

主要依据:

(1)仅有全身或局部皮肤的瘙痒,而缺乏原发性皮疹;仅可见继发的抓痕、苔癣化等。

(2)常有剧痒和神经精神系统不稳定症状。

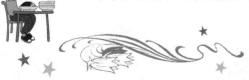

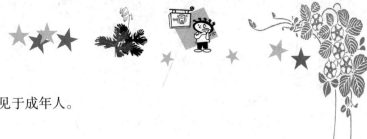

(3)顽固,病程长,多见于成年人。

【用药原则】

针对病因和止痒用药是达到治疗的关键。

【药物介绍】

1. 普鲁卡因

剂型规格:针剂,20克/升(2%),2毫升/支;20克/升(2%),1毫升/支;10克/升(1%),10毫升/支;5克/升(0.5%),10毫升/支;5克/升(0.5%),20毫升/支;2.5克/升(0.25%),20毫升/支。

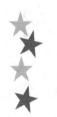

剂量用法:静脉封闭,2.5克/升(0.25%)10~20毫升/次,1日1次(缓慢注射)。

作用:本品有止痒治疗作用,适用于顽固严重的全身皮肤瘙痒病的大小静脉封闭疗法。

注意事项:偶可发生过敏反应,用量过大,可引起恶心、出汗、呼吸困难等不良反应。本品必须做皮肤过敏试验。

2. 舒肤特

剂型规格:外用溶液,25毫升/瓶。

剂量用法:外搽患部皮损,1日3次。

作用:主要作用为止痒。

注意事项:破损皮损部忌搽。

【推荐用药方案】

方案Ⅰ

内服复方酮替芬胶囊,1粒/次,1日2次;外搽无极膏。本方案适宜轻症型患者使用。

方案Ⅱ

内服多塞平胶囊,1粒/次,1日2次;皮炎平霜、无极膏交换外搽,1日各2次。本方案适宜一般型患者使用。

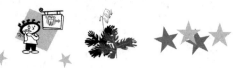

方案Ⅲ

静脉封闭:2.5 克/升(0.25%)的普鲁卡因注射液 10 毫升,维生素 C 500
毫克,加入 250 克/升(25%)的葡萄糖液 20 毫升中,静脉注射,每日 1 次,10
次为 1 个疗程;或大静脉封闭:用 2.5 克/升(0.25%)的普鲁卡因 200 毫升,
维生素 C 500 毫克,加入 50 克/升(5%)的葡萄糖液 300 毫升中,静脉滴注,
3～4 小时滴完,每日 1 次。10 次为 1 个疗程。大或小静脉封闭前,普鲁卡因
皮试必须是阴性。外搽无极膏,1 日 3 次。本方案适宜重症型患者使用。

【简便用药方案】

内服湿毒清胶囊,照药品说明书服。外搽舒肤特搽剂,照药品说明书使
用。

【中医中药】

本病属"痒风"范畴。多为湿热蕴于肌肤,不得疏泄所致;或血虚肝旺,以
致生风生燥、肌肤失养而成。

1. 湿热型

主症:一般以年轻者为多,病属新起,苔黄腻或薄黄腻,脉滑或滑数。

治则:宜清热散风除湿。

方药:荆芥 12 克,防风 12 克,苦参 10 克,白鲜皮 30 克,黄芩 12 克,蝉蜕
6 克,升麻 6 克,牡丹皮 12 克,白菊花 12 克,薏苡仁 12 克,刺蒺藜 12 克。水
煎服。

外用药:苦参、地肤子、蛇床子、黄柏、百部、大黄、白鲜皮各 30 克。水煎,
熏洗。

2. 血虚肝旺型

主症:一般以老年人为多见,病程较长,如情绪波动,可以引起发作或使
瘙痒加剧。舌质红,苔薄白,脉细数或弦数。

治则:宜养血润肤,疏风止痒。

方药:当归 12 克,熟地 15 克,鸡血藤 12 克,首乌 12 克,荆芥 9 克,防风 9
克,地龙 12 克,白芍 12 克,黄芪 15 克。水煎服。

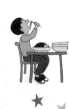

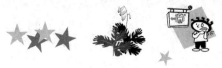

四、斑 秃

斑秃,为一种头皮毛发骤然发生斑片状脱落。发病原因至今尚未完全清楚,但多认为与精神过度紧张等因素有关。

【临床特征】

本病多见于成年人,常骤然发病,无自觉症状,有时有微痒,大部分患者常在头皮部位突然发现圆形或椭圆形、大小不一、数目不等、边界清楚的脱发区。脱发区皮肤平滑、光亮,皮肤无炎症,毛囊口清楚可见。若病情处于活动阶段,脱发区边缘的头发松动易拔。拔出的头发可见发干近端萎缩,斑秃区可互相融合成大小不等、形状不规则的斑片。有时可发生在眉毛、胡须等处。病程可持续数月到数年,对身体健康无损害,但常伴有神经衰弱等症状,有少数病人可反复发作。斑秃恢复,生长头发时,患处可见细软、灰白色的毳毛,逐渐变粗、变黑,最后恢复正常。

若在短时间内头发全部脱光,称为全秃;少数患者眉毛、胡须、腋毛、阴毛、毳毛等均脱落,称为普秃。

【诊断要点】

主要依据:

(1)本病往往于精神过度紧张或受刺激后发生。

(2)起病突然,患部头发迅速地成片脱落,呈圆形或不规则形,小如指甲、大如钱币,数目一至数个不等,皮肤平滑有光泽。

(3)严重者全部头发均脱落,甚至累及眉毛、胡须、腋毛、阴毛完全脱落。

(4)除伴有神经衰弱症状外,无其他自觉症状。

(5)在恢复期,患部新发长出,初起大都细而柔软,色呈淡红或灰白,日后渐渐变粗、变硬、变黑,终于与健康毛发无异。

【用药原则】

针对调节中枢神经系统和局部改善血液循环而选择内外结合、中西医综

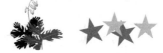

合治疗用药。

【药物介绍】

1. **胱氨酸**

剂型规格:片剂,50毫克/片。

剂量用法:50~100毫克/次,口服,1日3次。

作用:本品为氨基酸类药物,可作为毛发生长的原料之一。具有促进细胞氧化还原、改善肝功能、促进白细胞增生、阻止病原菌生长等作用。

适应证:用于继发性脱发、慢性肝炎、白细胞减少症等。

2. **异丙基苷**

剂型规格:片剂,1.25克/片。

剂量用法:口服,50毫克/(千克·日),成人2.5克,1日2次。

作用:具有增强机体免疫功能,主要有增强细胞免疫功能的作用,副作用较小。

3. **米诺地尔外用液**

剂型规格:搽剂,50毫升/瓶。

剂量用法:外搽,2次/日。

作用:本品主要为降高血压药,但有促进毛发生长功效。

注意事项:外搽用量不宜过多,以防吸收降低血压。

4. **万发林生发剂**

剂型规格:搽剂,50毫升/瓶。

剂量用法:外搽脱发处,1日3次。

作用:滋肝肾、益气血、和营通络、开腠理、生毛发。主治斑秃、全秃、脂溢性脱发。防止脱发。

【推荐用药方案】

方案Ⅰ

内服谷维素,20毫克/次,1日3次;外搽米诺地尔搽剂,1日2次。本方案适宜轻症型患者使用。

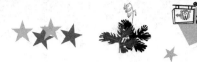

方案Ⅱ

内服谷维素,20 毫克/次,1 日 3 次;胱氨酸,100 毫克/次,1 日 3 次;维生素 B$_1$,20 毫克/次,1 日 3 次。外搽米诺地尔搽剂,1 日 2 次。本方案适宜一般症型患者使用。

方案Ⅲ

内服多塞平,6.125 ~ 12.5 毫克/次,1 日 2 次;胱氨酸,100 毫克/次,1 日 3 次;维生素 B$_1$,20 毫克/次,1 日 3 次。外搽米诺地尔搽剂,1 日 3 次。本方案适宜较重型患者使用。

方案Ⅳ

内服异丙基苷,2.5 克/次,1 日 2 次;胱氨酸,100 毫克/次,1 日 3 次;维生素 B$_6$,20 毫克/次,1 日 3 次。外搽万发林搽剂,1 日 3 次。本方案适宜全秃、普秃患者使用。

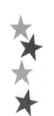

【简便用药方案】

内服斑秃丸或养血生发丸(照药品说明书服)。外搽万发林搽剂,1 日 3 次。

【中医中药】

本病中医称之为油风。为血虚不能随气荣养皮肤,以致毛孔开张,风邪乘虚袭入,风盛血燥,发失所荣。此外与情志有关。

主症:表现为毛发成片脱落,头皮色白而光亮,多有肝肾虚亏等症状。

治则:宜滋补肝肾,养血祛风。

方药:异功散。

黄芪 30 ~ 60 克,陈皮 6 克,甘草 9 克,党参 12 ~ 15 克,白术 12 克,茯苓 9 ~ 12 克。

外用药:蒜甘油(1∶2 比例)外搽,1 日 2 次(健康皮肤禁搽)。

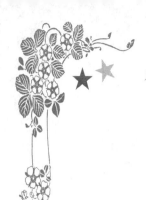

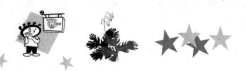

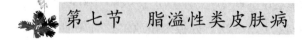

第七节 脂溢性类皮肤病

一、痤疮

痤疮，是青少年常见的一种皮脂腺、毛囊慢性炎症。多数学者认为，本症病因与雄激素、皮脂溢出和毛囊内微生物有关。青春期雄激素分泌增多，皮脂腺增大，皮脂分泌增多，同时使毛囊、皮脂腺导管角化过度，皮脂淤积于毛囊形成脂栓，即粉刺。皮脂被毛囊中存在的痤疮杆菌、毛囊虫、糠秕孢子菌等分解，生成游离脂肪酸，刺激毛囊引起炎症，致使毛囊壁损伤破裂，毛囊内容物进入真皮，从而引起毛囊周围程度不等的炎症反应。此外，遗传也是本病发生的一个重要因素。

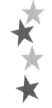

【临床特征】

本病多见于青少年，有时中年人也可见到，好发于面部、胸背等部。早期皮损为位于毛囊口的白头粉刺或黑头粉刺，可排出乳酪状的脂栓。吸收后可留下暂时性色素沉着。粉刺可演变成炎性丘疹、脓丘疹、结节、囊肿、脓肿、窦道、瘘管、瘢痕等，严重者甚至明显影响美容。一般无自觉症状，炎症反应强烈者可有痒、痛感，如不治疗，青春期后病情也可缓解。

根据皮损形态可分以下各种类型：

1. **寻常性痤疮**

皮损主要为粉刺和丘疹。

2. **脓疱性痤疮**

损害以脓疱和炎性丘疹为主。

3. **囊肿性痤疮**

皮损为大小不等的皮脂腺囊肿内含有带血的黏稠脓液，破溃后可形成窦道及瘢痕。

4. **结节性痤疮**

炎症范围比丘疹深而大，形成大小不等、圆形或椭圆形的厚壁结节，有的

结节发生坏死,形成溃疡而遗留瘢痕。

5. 萎缩性痤疮

由于痤疮皮损破坏皮脂腺体而形成凹陷状萎缩性瘢痕。

6. 聚合性痤疮

本型具有粉刺、丘疹、脓疱、囊肿、脓肿、窦道、瘢痕、瘢痕疙瘩等多种损害,集簇发生。

7. 恶病质性痤疮

久病体虚的痤疮病人,皮损可出现针头至蚕豆大小、暗红色脓疱或结节,经久不愈,无自觉症状。

8. 红斑性痤疮

本型是面部发生的一种慢性炎症性痤疮样皮疹,多见于中年人。

【诊断要点】

主要依据:

(1)多发生于男女青春期。

(2)发生部位以颜面为多,亦见于胸背上部及肩胛部。

(3)初起为多数与毛孔一致的小丘疹或黑头粉刺,可挤出米粒样白色粉汁,常合并小脓疱、脂瘤。

(4)病程慢,常反复发作。

【用药原则】

本病用药的目的是消除炎症性病变,减少皮脂分泌。

【药物介绍】

1. 维胺脂

剂型规格:胶囊,25毫克/粒;乳剂,3克/升(0.3%),15克/支,25克/支。

剂量用法:口服,25毫克/次,1日3次。外用,外搽患部皮损,1日2次。

作用:本品可促进上皮细胞分化、生长,抑制角化过程,抑制皮脂分泌及痤疮杆菌生长等。

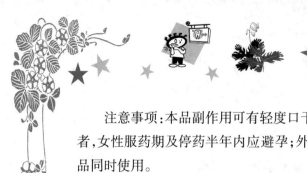

注意事项:本品副作用可有轻度口干,局部皮肤有轻微干燥、脱屑。口服者,女性服药期及停药半年内应避孕;外用不要与具有干燥作用的局部外用品同时使用。

2.甲硝唑

剂型规格:片剂,0.2 克/片;霜剂,质量分数为 5% ~20%。

剂量用法:口服,0.2 克/次,1 日 3 次。

作用:本品对毛囊虫、滴虫、厌氧菌等有强大的杀灭作用。主要用于治疗毛囊虫、滴虫、厌氧菌等感染。

注意事项:本品偶有恶心、呕吐、食欲减退等胃肠道反应,也偶有头昏、头痛、神经衰弱、共济失调等不良反应。凡精神病、孕妇、哺乳期妇女、肝功能不全者忌用。

3.复方克林霉素(痤康王)

剂型规格:搽剂,10 克/升(1%),30 毫升/瓶。

剂量用法:外搽患处,1 日 3 次。

作用:本品对革兰阳性菌敏感,对厌氧菌作用强,尤其对痤疮杆菌作用更强。

注意事项:本品因全身应用有发生假膜性肠炎等副作用,故现多外用。笔者将其配成复方制剂,除增强抑杀痤疮杆菌的作用外,对毛囊虫、糠秕孢子菌均有作用。

4.利君沙

剂型规格:片剂,0.125 克/粒。

剂量用法:口服,0.25 克/次,1 日 4 次。

作用:本品为一种新型红霉素制剂,对革兰阳性菌和阴性菌均有较强的抑菌作用。

注意事项:本品副作用较小,但仍偶有恶心、腹部不适,以及皮疹等副作用,宜饭后服用。

5.米诺环素

剂型规格:片剂,0.1 克/片;胶囊剂,0.1 克/粒。

剂量用法:口服,0.1 克/次,1 日 2 次;口服,0.05 克/次,1 日 2 次(治疗

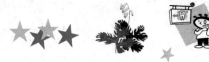

痤疮)。

作用:本品主要用于耐药菌株的各类感染。抗菌谱与四环素相似,具有高效、长效等特点。

注意事项:副作用同四环素。

6.四环素

剂型规格:片剂,0.25克/片。

剂量用法:口服,0.5克/次,1日4次;口服,0.25克/次,1日3次(治疗痤疮)。

作用:本品对多种革兰阳性菌及阴性菌均有抑菌、杀菌作用;对支原体、衣原体等也有抑制作用。

注意事项:副作用有恶心、呕吐,对儿童骨、牙生长有影响;孕妇、哺乳期妇女、儿童禁用。

7.多西环素

剂型规格:片剂,0.1克/片。

剂量用法:口服,0.1克/次,1日2次。

作用:抗菌力强,口服吸收良好,长效。对四环素类药有抗药性的细菌,对本品仍敏感。

注意事项:副作用常有恶心、呕吐,偶有药疹或二重感染。孕妇、哺乳期妇女、儿童禁用。本品宜饭后服用。

【推荐用药方案】

方案Ⅰ

内服维生素 B_6,20毫克/次,1日3次;外搽复方克林霉素液,1日3次。本方案适宜轻症型患者使用。

方案Ⅱ

内服甲硝唑,0.2克/次,1日3次;四环素,0.25克/次,1日3次;维生素 B_6,20毫克/次,1日3次。外搽复方克林霉素液,1日3次。本方案适宜一般型患者使用。

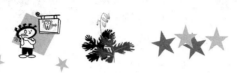

方案Ⅲ

内服多西环素,0.1 克/次,1 日 2 次;TMP(增效剂),0.1 克/次,1 日 2 次;内服甲硝唑,0.2 克/次,1 日 3 次。外搽复方克林霉素液。本方案适宜较重症型患者使用。

方案Ⅳ

内服利君沙,0.25 克/次,1 日 4 次;甲硝唑,0.2 克/次,1 日 3 次。外搽复方克林霉素液,1 日 3 次。本方案适宜重症型患者使用。

方案Ⅴ

内服米诺环素,0.05 克/次,1 日 2 次;甲硝唑,0.2 克/次,1 日 3 次。外搽质量分数为 0.3% 的维胺脂乳膏,1 日 2 次,本方案适宜重症型患者使用。

【简便用药方案】

外搽复方益康唑霜与复方克林霉素液,每日交替各搽 2 次。

【中医中药】

本病属中医"肺风粉刺"范畴。中医认为本病是由于肺胃二经湿热所致。

主症:发生于颜面及胸、背,隆起多数小结,中心黑头,形如黍屑,可挤出白脂,故名粉刺。

治则:宜清肺胃之热。

方药:金银花 30 克,连翘 15 克,黄芩 10 克,黄连 10 克,黄柏 10 克,桑白皮 10 克,知母 10 克,桔梗 10 克,夏枯草 15 克,枇杷叶 10 克。水煎服。

外用药:大黄、硫黄、黄芩适量研细末,水调外敷。

二、脂溢性皮炎

本病是慢性、表浅性、炎症性皮肤病。目前一些学者认为,本病是在皮脂溢出的基础上,皮肤表面正常菌群失调,卵圆形糠秕孢子菌大量生长所致。

【临床特征】

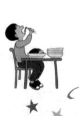

本病好发于头部、眉毛、眼睑、鼻唇沟、耳后、前胸及肩胛间等处皮脂腺分

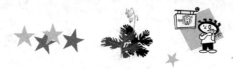

泌较多的部位,重者也可侵犯腋窝、乳房下、脐、外阴及肛门等处。皮损为黄红色斑丘疹或斑片,边缘清楚,表面覆油腻性鳞屑或呈灰白色鳞屑,脱屑显著,常伴有不同程度的瘙痒或脱发。本病男、女、老、幼均可发生,尤其是油性皮肤类型者更易发生。

【诊断要点】

主要依据:

(1)好发于头、面、耳、项等处。

(2)皮损为红斑、丘疹、油脂状痂皮,或头皮发生弥漫而均匀粉状的干燥白屑,堆叠飞起,在梳发或搔抓时易于脱落,脱而又生;亦可为油脂状淡黄色鳞屑,粘在发间或头面、耳、项部,有的头皮伴有丘疹,搔之有血渍和滋水。

(3)自觉瘙痒。

【用药原则】

针对微生物和脂溢性炎症,局部应用抗生素与皮质激素结合治疗是非常有益的。

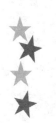

【药物介绍】

1.螺内酯

剂型规格:片剂,20毫克/片。

剂量用法:口服,20毫克/次,1日3次。

作用:本品为低效利尿药。也有轻度抗雄性激素,减少皮脂分泌的作用。

注意事项:少数患者可发生嗜睡、头痛、皮疹、精神紊乱、运动失调等副作用。高血钾、肾功衰者及孕妇忌用。

2.希尔生

剂型规格:硫化硒洗液,25克/升(2.5%),100毫升/瓶;12.5克/升(1.25%),50毫升/瓶。

剂量用法:治头脂溢性皮炎,取药液10克,涂于湿发及头皮上,轻揉,5分钟后用温水洗净,每周洗2次。1月为1个疗程。

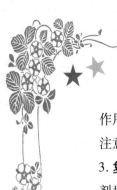

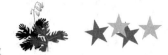

作用:具有抑制皮脂形成,杀死真菌、寄生虫及抑制细菌的作用。

注意事项:避免药液流入眼睛和黏膜糜烂处,以免引起刺激反应。

3. 复方益康唑霜

剂型规格:霜剂,10 克/盒。

剂量用法:外搽患部,1 日 3 次。

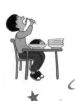

作用:为广谱抗真菌药,并具有抗革兰阳性菌、厌氧菌、毛囊虫和疥螨等作用;还有抗炎、抗过敏止痒等作用。

注意事项:偶见过敏反应,不宜大量、长期使用。

4. 复方咪康唑霜

剂型规格:霜剂,5 克/支,15 克/支,100 克/瓶。

剂量用法:外搽患部,1 日 2 次。

作用:本品为广谱抗真菌药,对革兰阳性菌亦有效,还有抗炎、抗过敏、止痒作用。

注意事项:本品禁用于皮肤结核、梅毒,或病毒感染;孕妇禁用;不宜长期大量使用。

5. 复方康钠乐霜

剂型规格:乳膏,15 克/盒。

剂量用法:外搽患部,1 日 2 次。

作用:本品含有高效抗真菌药及激素成分,具有抗真菌、细菌,抗炎、抗过敏、止痒等作用。

注意事项:本品不宜长期、大量使用。

6. 皮康霜

剂型规格:霜剂,10 克/支。

剂量用法:外搽,每日 3 次。

作用:湿疹,或各种皮炎合并有细菌、霉菌感染,使用本品比单独使用抗霉菌制剂,或激素见效快,疗效可靠。

注意事项:不宜长期大量外搽。

7. 采乐

剂型规格:洗液,50 毫升/瓶。

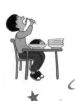

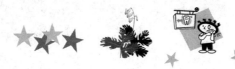

剂量用法:先用清水湿润头发,涂搽本药 2 ~ 5 毫升,轻轻揉搓 5 分钟后,用清水彻底洗净,每 3 日 1 次。

作用:有杀灭糠秕孢子菌及去污作用。

注意事项:用量不宜过大,亦不需要天天洗,注意过敏、刺激反应等。

8.康王牌洗发液(复方酮康唑洗剂)

剂型规格:洗液,50 毫升/瓶。

剂量用法:同采乐。

作用:系复方制剂,据报道有增强止痒的功效。

注意事项:同采乐。

【推荐用药方案】

方案 I

内服复方酮替芬胶囊,1 粒/次,1 日 2 次;外搽复方克林霉素液。本方案适宜轻症型患者使用。

方案 II

内服复方酮替芬胶囊,1 粒/次,1 日 2 次;外搽复方克林霉素液与复方益康唑霜或复方咪康唑霜或皮康霜或复方康钠乐霜交替使用,每日各 2 次。本方案适宜中等症型患者使用。

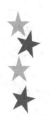

方案 III

内服螺内酯 20 毫克/次,1 日 3 次;复方酮替芬胶囊 1 粒/次,1 日 2 次。外用采乐或康王牌洗液或希尔生,照规定方法洗头,每 3 日 1 次。每次洗头后交换外搽复方益康唑霜或复方咪康唑霜或皮康霜等。本方案适宜重症型患者使用。

【简便用药方案】

内服复方酮替芬胶囊,1 粒/次,1 日 2 次;外搽复方益康唑霜,1 日 3 次。

【中医中药】

本病多与个人体质有关,如胃、肠功能失调,阴虚火燥,风邪外袭,致痒起

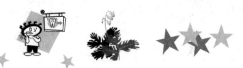

脂屑。

主症:初发生于头部、耳、项及颜面,暗红油光、层层白屑,抓后复生。严重时毛发干焦,头发稀疏,或呈光泽秃顶,面部皮肤色红光亮,甚痒,亦可发生于须、眉间及面部。

治则:宜祛风,清热,凉血。

方药:白鲜皮 30 克,僵蚕 12 克,蝉蜕 9 克,全蝎 9 克,蜈蚣 3 条,牡丹皮 9 克,黄芩 9 克,荆芥 9 克,防风 9 克,麻黄 9 克,桂枝 9 克,甘草 9 克。水煎服,早晚各服一次。

外用药:苦参水、核桃仁油。亦可外用白屑风酊或白鲜皮酊。

成药:可内服清热消风饮,皮肤干燥起白屑的服首乌汤。

三、酒渣鼻

酒渣鼻,是一种好发于颜面中部的慢性皮肤病。损害为弥漫性皮肤潮红,伴有丘疹、脓疱及毛细血管扩张等。病因可能与皮脂腺分泌过度等因素有关。有人证实,毛囊虫等的寄生,可出现酒渣鼻样症状。

【临床特征】

本病好发于中年人,患者男性多于女性,自觉灼热感,病情进展缓慢,一般可分三期。

1. 红斑期

颜面中部,特别是鼻部、两颊、前额、眉间、颏部等处,初发为暂时性红斑,受冷热及吃刺激性饮食可加重,伴有皮脂溢出,毛孔扩大或阻塞。

2. 丘疹脓疱期

颜面红斑持久不退,鼻尖、鼻翼处常伴有毛细血管扩张,可呈细丝状或树枝状。在红斑基础上成批出现痤疮样丘疹、针头大脓疱。

3. 鼻赘期

病期长久者,少数病人鼻尖部皮脂腺和结缔组织增生、肥大,并出现大小不一的紫红色结节或肿瘤状隆起,表面凹凸不平,皮脂腺口扩大,毛细血管更为扩张。

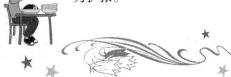

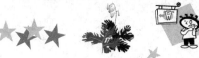

以上三期并无明显的界限,各期经过的时间长短不一,本病常伴发痤疮及脂溢性皮炎等症状。

【诊断要点】

主要依据:

(1)本病发生常与脂溢性类皮肤病有关。

(2)皮损仅发于由额至颏的面中央部,其中特别是鼻部及其两侧。

(3)开始为暂时性阵发性红斑,或伴有成批发出的针头至黄豆大的丘疹和脓疱。以后红斑持久不退,发生毛细血管扩张。严重的皮损组织肥厚,形成鼻赘。一般无自觉症状。

【用药原则】

一般采用中西医结合、内外综合治疗的较长期正规系统疗法,可获较为显著的疗效。

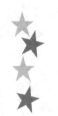

【药物介绍】

1.硫酸锌

剂型规格:片剂,5 毫克/片。

剂量用法:口服,5 毫克/次,1 日 3 次。

作用:本品对调节皮脂腺代谢有一定作用。

注意事项:副作用有恶心、呕吐、腹痛、腹泻等胃肠道反应。

2.维生素 B_6

剂型规格:片剂,10 毫克/片;针剂,50 毫克/支。

剂量用法:片剂,20 毫克/次,口服,1 日 3 次。针剂,50 ~ 100 毫克/日,肌内注射。

作用:作为辅酶对蛋白质、碳水化合物、脂类的各种代谢功能起作用,此外还参与色氨酸转化为烟酸或 5 - 羟色胺。

注意事项:长期大量使用,可产生依赖综合征;偶可引起皮疹,甚至过敏性休克(尤其在注射时)。

3. 肤螨克星

剂型规格:软膏,20 克/盒。

剂量用法:外搽病变处,1 日 3 次。

作用:有抗炎灭螨作用。

注意事项:个别病人用后可能出现局部刺激过敏反应。

4. 维生素 B_2

剂型规格:片剂,5 毫克/片;针剂,5 毫克,2 毫升/支。

剂量用法:片剂,5 ~ 10 毫克/次;口服,1 日 3 次;肌内注射,5 ~ 10 毫克/次,1 日 1 次。

注意事项:大量服用时尿呈黄色,尿胆原测定呈假阳性。

5. 氯化奎宁

剂型规格:片剂,0.25 克/片。

剂量用法:口服,0.25 克/次,1 日 2 次。

作用:本品系抗疟药,对皮肤病的治疗主要利用下列药理作用:①抗炎作用;②免疫抑制作用。

注意事项:副作用有恶心、呕吐、瘙痒、头痛、视物模糊、色素沉着,甚至发生重症药疹等。

【推荐用药方案】

方案 I

内服甲硝唑,0.2 克/次,1 日 3 次;四环素,0.25 克/次,1 日 3 次。外搽复方益康唑霜,1 日 3 次。本方案适宜轻症型患者使用。

方案 II

内服甲硝唑,0.2 克/次,1 日 3 次;多西环素,0.1 克/次,1 日 2 次。外搽复方益康唑霜与复方克林霉素液,交替使用,1 日各 2 次。本方案适宜中等症型患者使用。

方案 III

内服甲硝唑,0.2 克/次,1 日 3 次;氯化奎宁,0.125 克/次,1 日 2 次。复方酮替芬,1 粒/次,1 日 2 次。利君沙,0.25 克/次,1 日 3 次。外搽肤螨克星

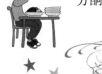

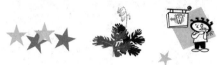

软膏,1日3次。本方案适宜重症型患者使用。

【简便用药方案】

外搽肤螨克星软膏,每日3次。

【中医中药】

本病多因饮食不节,肺胃积热上蒸,复感风邪,血瘀凝结而致,致使鼻端呈现潮红及褐红色丘疹;或因嗜酒之人,酒气熏蒸所致。

1.肺胃积热型

主症:系本病初期,鼻部皮肤弥漫性潮红,表面油腻光滑,尤以得热食或情绪紧张时为甚,自觉无明显不适。

治则:宜清泄肺胃积热,凉血活血。

方药:枇杷叶15克,桑白皮10克,黄芩10克,黄连5克,山栀子10克,生地15克,菊花12克,桔梗6克,甘草5克。水煎服。

或用枇杷叶15克,桑白皮15克,黄芩9克,黄连5克,赤芍9克,白茅根30克,龙胆草6克,菊花9克,生甘草6克,地骨皮9克。水煎服。

外用药:颠倒散,凉开水调敷患处。

2.热毒炽盛型

主症:系本病中期,面部红斑上出现散在性丘疹及脓疹,或有豆大坚硬丘疹;鼻尖上并有红丝缠绕,自觉轻微瘙痒;患处皮损红色渐变紫褐色。

治则:宜清热解毒,活血化瘀。

方药:紫花地丁30克,金银花15克,蒲公英15克,野菊花15克,连翘12克,栀子10克,玄参10克,大黄(后下)3克,甘草5克。水煎服。

或用当归9克,生地9克,赤芍9克,川芎5克,黄芩9克,生栀子9克,桃仁9克,红花5克,丹参9克。水煎服。

外用药:外用大枫子油加珍珠散调敷患处。

3.血瘀凝结型

主症:系本病后期。鼻尖部丘疹增大,数个聚合,高出皮面,皮肤肥厚,成为鼻赘。

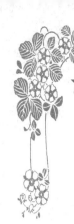

治则:宜清热凉血,活血化瘀,通络散结。

方药:桃仁 10 克,红花 10 克,归尾 12 克,生地 15 克,赤芍 12 克,川芎 6 克,黄芩 10 克,大黄 3 克,陈皮 6 克。水煎服。

或用大黄 9 克,蟅虫 9 克,桃仁 9 克,红花 9 克,甘草 9 克,丹参 12 克,牡蛎 12 克,川贝母 9 克,蒲公英 12 克,生地 12 克,云苓 15 克,黄芩 9 克。水煎服。

外用药:用三棱针放血后,加用脱色拔膏棍贴敷,每 2 ~ 3 日换 1 次。

第八节 红斑鳞屑性皮肤病

一、多形红斑

多形红斑是由多种原因引起的一种急性炎症性皮肤病。近年来,有人认为与疱疹病毒感染和变态反应有关,多数患者仍无明确的原因。

【临床特征】

发病前有低热、头痛、咽痛及关节、肌肉疼痛等前驱症状。皮损主要发生于身体远端,即手、足、前臂、小腿及面颈部,部分可有黏膜皮疹。皮疹多形性,有红斑、丘疹、风团、水疱、糜烂、紫癜等损害。可分为以下三型:

1. 斑疹—丘疹型

此型最常见,以红斑、丘疹为主,皮损为圆形或椭圆形,鲜红色水肿性红斑,可逐渐扩大、增多,并互相融合成多环形,中央呈紫红色,有时出现水疱,呈虹膜状,为本病特征之一。自觉瘙痒或烧灼感,病程一般为 2 ~ 4 周。

2. 水疱—大疱型

此型损害发生在红斑之上,为散在或成群的水疱、大疱,常侵犯黏膜。表现为口腔、龟头、包皮,或阴唇、阴道黏膜出现红斑、水疱、糜烂,自觉疼痛,还可发生结膜炎,角膜等也可受损。同时伴有发热、头痛、关节痛、血尿等全身症状。

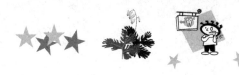

3. 重症型

此型发病突然,病情发展快,常有高热、头痛、咽痛、口腔疼痛等全身症状。皮损发展迅速,在红斑基础上,可发展成大疱、血疱,疱疹很容易破溃,形成糜烂、渗出面。疱疹彼此融合而形成大片表皮剥脱,黏膜损害广泛而严重。表现为口腔、鼻、咽、眼、尿道、阴道、肛门等部位红肿、糜烂、渗出,引起进食困难、排尿疼痛等,还可发展为双目失明,有时可出现内脏广泛病变。病情严重,病程较长,少数可导致死亡。

【诊断要点】

主要依据:

(1)本病多见于青壮年,女性多于男性,好发于春秋季,容易复发。

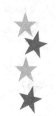

(2)皮损多形性,常有虹膜状特点,皮损主要发生在身体远端。

(3)常伴有黏膜损害和全身不适,自觉局部瘙痒或烧灼感。

(4)部分患者嗜中性白细胞和嗜酸性细胞计数升高,血沉加快。

(5)重症发病快,病情凶险,全身大部分皮肤、黏膜受损,红斑、水疱极易破溃,大面积糜烂,常继发感染和内脏损害,死亡率较高。

【用药原则】

加强抗过敏、抗感染,注意水电解质平衡,重视支持疗法,局部及时对症处理。

【药物介绍】

1. 丁酸氢化可的松软膏(尤卓尔)

剂型规格:软膏剂,质量分数为 0.1% ,10 克/支。

剂量用法:质量分数为 0.1% 的软膏,外用,每日 2 次,每次将本品均匀涂于皮损部位,轻揉 1 分钟后再涂药 1 次。

作用:本品具有抗炎、抗毒、抗过敏等作用。抗炎作用为氢化可的松的数倍。副作用轻微,且不含氟。适用于各种过敏症。

注意事项:临床应用副作用较少,但仍不能滥用。

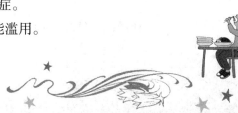

2.雷公藤多苷片

剂型规格:片剂,10毫克/片。

剂量用法:口服,按体重1～1.5毫克/(千克·日)。

作用:本品具有较强的抗炎作用和免疫抑制作用。

注意事项:常有恶心、呕吐、胃部不适等胃肠道反应;有暂时白细胞减少、血小板减少、精子数减少等不良反应。孕妇忌用。较长期应用应检查肝功能。

【推荐用药方案】

方案Ⅰ

内服复方酮替芬胶囊,1粒/次,1日2次;维生素C,0.2克/次,1日3次。外搽复方炉甘石洗剂,1日3次。本方案适宜轻症型患者使用。

方案Ⅱ

内服氯雷他定,10毫克/次,1日1次(晨服);复方酮替芬胶囊,1粒,1日2次(午、晚各服1次);利巴韦林,0.2克/次,1日3次。外搽复方炉甘石洗剂,1日3次。本方案适宜中等症型患者使用。

方案Ⅲ

内服氯雷他定,10毫克/次,1日1次(晨服);复方酮替芬胶囊,1粒/次,1日2次(午、晚各服1次);利巴韦林,0.3克/次,1日3次;利君沙,0.25克/次,1日4次;雷公藤多苷片,20毫克/次,1日3次;泼尼松,10毫克/次,1日3～4次。局部治疗:糜烂面冷敷20克/升(2%)的硼酸液,每次半小时,1日3次(不宜大面积冷敷);冷敷间隙期,可适当轻轻外搽复方炉甘石洗剂,或氧化锌油剂,1日3次。本方案适宜较重症型患者使用。

方案Ⅳ

基本同上,纠正水电解质平衡、支持疗法;抗生素、激素等足量加入液状中应用,必要时输血。本方案适宜重症型患者使用。

【简便用药方案】

内服氯苯那敏,4毫克/次,1日3次;外搽炉甘石洗剂,1日3次。

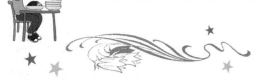

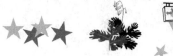

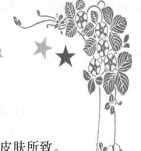

【中医中药】

本病为风寒外袭,以致营卫不和;或风热外感,湿热内蕴,郁于皮肤所致。

本病中医称猫眼,常分三型:

1.风寒型

主症:症见每年气候寒冷潮湿时发作,红斑暗红,指(趾)可肿胀,皮肤温度低。

治则:宜祛风,散寒,和营。

方药:桂枝汤加减。

桂枝10克,细辛3克,赤芍10克,生姜6克,大枣5枚,红花10克,防己10克,当归10克,甘草6克。水煎服。

2.风湿热型

主症:红斑鲜红并有水疱,伴咽痛、关节痛、低热、便秘。舌苔黄腻,脉滑数。

治则:宜散风,清热,利湿。

方药:金银花10克,牛蒡子10克,连翘10克,山栀10克,生地10克,生石膏(打碎先煎)30克,车前子(包)10克,木通6克,牡丹皮10克,赤芍10克,淡竹叶10克,生大黄(后下)6~10克。水煎服。

3.毒热型

主症:病程久,低烧,脉沉细,病情严重。

治则:宜清热解毒,凉血利湿。

方药:普济消毒饮加减。

黄芩10克,黄连10克,金银花20克,大青叶10克,山豆根8克,紫草15克,土茯苓30克。水煎服。

外治:一般不需外治,糜烂者用三黄洗剂,或青黛膏外搽,每日3~4次。

二、玫瑰糠疹

玫瑰糠疹是一种常见的皮肤病。本病与某种传染、过敏因素如病毒感染或致敏物等有关。

【临床特征】

常发生于春秋季节,多见于青壮年,皮疹好发于躯干和四肢近心端。发疹前,部分患者可有轻度全身不适、头痛、咽痛等前驱症状。随之躯干或四肢某部位出现一个较大(如硬币大小)玫瑰色的圆形或椭圆形斑,表面覆白色或浅黄色细薄糠状鳞屑,显有细微皱纹,称为先驱斑或母斑。1～2周后,躯干、四肢近端及颈部相继出现多数皮损,甲盖大小、卵圆形淡红斑,表面有脱屑,尤其是边缘。皮疹的长轴与皮纹方向一致,轻度瘙痒,或无症状,一般自然病程为1～2月,较少复发,个别病例可拖延数月或更长。

【诊断要点】

主要依据:

(1)常发于青年及中年人,以春秋季为多见。

(2)好发于四肢近端及躯干。

(3)初发皮疹多在胸部,先出现一个硬币大玫瑰色母斑,一周后逐渐增大,斑疹中心产生浅棕色糠皮样鳞屑,以后于躯干及四肢近心端,逐渐出现类似母斑样多数小红子斑。

(4)无明显自觉症状。

【用药原则】

治疗目的为减轻症状及缩短病程,主要是对症处理。

【药物介绍】

1. **维生素 B_{12}**

剂型规格:注射剂,0.1 毫克/支,0.25 毫克/支,0.5 毫克/支。

剂量用法:肌内注射,0.25～0.5 毫克/次,每日或隔日肌内注射 1 次。

作用:参与核糖核酸的合成和甲基的转换,保持巯基的活性,故影响多种物质代谢,对治疗多种皮肤病有一定辅助疗效。

注意事项:本品虽较安全,但亦不宜大量长期应用。

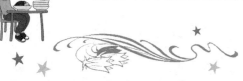

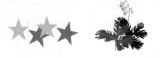

2. 炉甘石

剂型规格:洗剂,100 毫升/瓶。

剂量用法:外搽,1 日 3 次。

作用:本品具有保护、收敛、干燥、止痒等作用。

注意事项:不宜用于有破损皮肤患部。

【推荐用药方案】

方案 I

内服氯苯那敏,4 毫克/次,1 日 3 次;外搽炉甘石洗剂。本方案适宜轻症型患者使用。

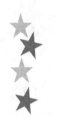

方案 II

内服氯苯那敏,4 毫克/次,1 日 3 次;肌内注射维生素 B_{12},0.1～0.5 毫克/次,1 日或隔日 1 次。外搽炉甘石洗剂。本方案适宜中等症型患者使用。

方案 III

同方案 II 外,加服利巴韦林,0.1～0.3 克/次,1 日 3 次。本方案适宜较重型患者使用。

【简便用药方案】

紫草 15 克,煎服,每日 1 次,连服 10 剂。

【中医中药】

本病中医称为血疳、风癣,多因血热内蕴,外受风邪引起。

主症:初于胸部呈现指盖大圆形褐红色斑疹,逐渐增大,数日后,于躯干四肢,猝发多数较小斑疹,皮疹新旧杂陈,大小不一,表面附有细小糠样鳞屑,轻度瘙痒,苔薄白,脉弦数。

治则:宜清热,凉血,祛风。

方药:生地 15 克,赤芍 10 克,生槐花 15 克,紫草 10 克,玫瑰花 10 克,白鲜皮 30 克,金银花 15 克,大青叶 10 克,防风 10 克,苦参 10 克,生甘草 3 克。水煎服,每日 1 剂。

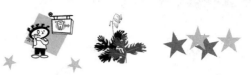

成药:防风通圣丸、复方青黛丸、银翘解毒丸等亦有疗效。

三、银屑病

银屑病是一种慢性、反复发作、以皮损覆银白色鳞屑为特点的皮肤病。其病因和发病机制至今仍不十分清楚。目前研究发现,该病在遗传、免疫、感染等方面都可能与其发病或加重有关,但尚在继续研究之中。

【临床特征】

男女老少均可患本病。发病季节冬季偏多。一般均为慢性,反复发作,病程长。临床上常分为四型:

1. 寻常型

典型皮损为红色斑丘疹,表面覆盖银白色鳞屑,轻轻刮去表皮鳞屑,可见一层淡红色发亮的薄膜,称为薄膜现象。刮除薄膜后,可见小血点,称为点状出血现象。皮损边界清楚,可发生在皮肤的任何部位,但以头皮及躯干、四肢两侧为主。初起皮损往往呈小点状,遍布全身,又称为急性点滴型银屑病。急性期病人皮损常可发生于外伤处,称为同形反应。存在于头皮的鳞屑一般较厚,使毛发成束状,但不引起脱发。皮损侵及指趾甲,可使甲板出现点状凹陷,失去光泽,甲板变形,部分剥失等。根据临床表现本型分为三期:

进行期:不断出现新的皮损,原皮损逐渐扩大,痒感加重,伴有同形反应。

静止期:病情处于稳定状态,无新疹发生,原皮损改变不明显。

消退期:原皮损逐渐变小以至消退,留下色素减退或沉着斑片。

2. 红皮症型

红皮症型可由寻常型皮损逐渐扩大、增多,使得大部分皮肤潮红,有不少是因在急性期外搽刺激性强的药物,或长期服药,或内服激素突然停药,或减药量过快所致。红斑上大量脱屑,掌跖皮肤明显粗厚、脱屑,指趾甲浑浊、肥厚、脱落。患者可伴有发热、畏寒、头痛等不适症状,身体多处淋巴结肿大,一般 3~4 个月后方可恢复。

3. 脓疱型

本型常为局部外用刺激性大的药物,或内服、外用激素突然减药而发生。

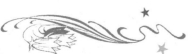

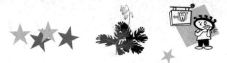

轻症皮损可只限于少数部位,尤其是掌跖部,在红斑上出现针尖大或粟粒大脓疱。严重的可致全身性突发脓疱,脓疱由针尖大渐融合成大片,破溃后局部糜烂、渗液,结脓痂。脓疱以四肢屈侧、皱褶部位多见,也可出现于口腔黏膜。指趾甲变形、萎缩、碎裂,常可见沟纹舌。可伴高热等全身不适。病情好转后,可出现典型寻常型皮损。

4.关节炎型

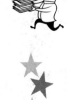

银屑病患者中,有6%～8%的人伴有关节炎型。除寻常型的临床表现外,尚有轻重不同的关节炎症状。典型的关节改变常不对称,多侵犯远端指趾尖关节,受侵关节弥漫红、肿、痛,渐可致关节畸形固定。严重者,可侵及多个大、小关节及脊柱,形成骶髂关节炎和强直性脊柱炎。多数关节炎症状发生于皮损之后,偶有先发生关节炎而后发现银屑病。一般关节症状与皮损症状同时加重或减轻。对关节的破坏较轻,常可以自然缓解。

【诊断要点】

主要依据:

(1)病程长,经久不愈,并易反复发作。

(2)可发生于男女老幼,但以青壮年为多。

(3)四季均可发病,但冬季较多。

(4)皮损好发于躯干、头皮及四肢两侧,对称发生。

(5)寻常型皮损为红斑、丘疹、斑块,但多覆盖有银白色鳞屑,刮后出现油珠状出血点。红皮症型皮损大片红斑、充血,伴大量脱屑,浅表淋巴结肿大。脓疱型皮损有大小、数量不等脓疱、糜烂、脓痂。关节炎型除寻常型皮损外,多有指(趾)间关节红肿痛、畸形固定。

(6)寻常型常无明显自觉症状,其他三型常伴有畏寒、发热、全身不适等症状。

【用药原则】

寻常型轻症以外用药为主,重症内外综合药物治疗,禁止内服、注射皮质激素药物。其他三型除加强内外结合药物治疗外,还应保持水电解质平衡,

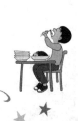

111

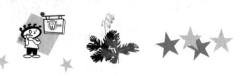

必要时输血,可适当考虑全身应用皮质激素类药物等治疗。

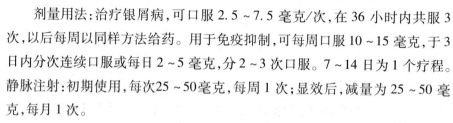

【药物介绍】

1. 甲氨蝶呤

剂型规格:片剂,5 毫克/片;注射液,5 毫克/支,100 毫克/支。

剂量用法:治疗银屑病,可口服 2.5 ~ 7.5 毫克/次,在 36 小时内共服 3 次,以后每周以同样方法给药。用于免疫抑制,可每周口服 10 ~ 15 毫克,于 3 日内分次连续口服或每日 2 ~ 5 毫克,分 2 ~ 3 次口服。7 ~ 14 日为 1 个疗程。静脉注射:初期使用,每次25 ~ 50毫克,每周 1 次;显效后,减量为 25 ~ 50 毫克,每月 1 次。

作用:本品选择性作用于脱氧核糖核酸合成期,可用于皮肤 T 细胞淋巴瘤、银屑病、天疱疮及大疱性类天疱疮、皮肌炎、毛发红糠疹等。

注意事项:长期用药可有肝肾功能损伤、口腔炎、胃炎、腹泻,甚至便血、白细胞减少、血小板减少、脱发、皮炎、色素沉着等。本品副作用多,必须在医生指导下应用。

2. 维 A 酸

剂型规格:片剂,10 毫克/片;冷霜,质量分数为 0.025%,4 克/支;软膏,质量分数为 0.1%,4 克/支。

剂量用法:口服,10 毫克/次,1 日 2 ~ 3 次。外用,用软膏或冷霜涂搽患处,每日 2 次。

作用:本品通过影响细胞的分化,使表皮细胞恢复正常角化及分裂增殖状态。内服本品后可以提高焦油、蒽林、皮质激素外用的效果。

注意事项:主要副作用为致畸,因此,生育年龄妇女在服药期与停用药后的半年之内应采取避孕措施。服药期间可有口唇、眼、鼻黏膜干燥,面红及可逆性脱发。大约40% 的人有血脂升高,停药后可恢复正常。对肝脏功能有一定影响,长期用药可造成骨肥大及韧带钙化。

3. 鱼油(深海鱼油)

剂型规格:胶囊。

剂量用法:口服,1 粒/次,1 日 3 次。

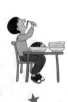

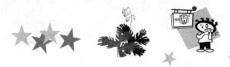

作用:研究证明,甘碳五烯酸和甘二碳六烯酸具有降低花生四烯酸生成作用,而银屑病表皮的花生四烯酸及代谢产物增多,是发病的重要环节,因此服鱼油后,可以使银屑病皮损减轻,鳞屑减少。

4. 维生素 D_3

剂型规格:注射剂,15 万单位,0.5 毫升/支,30 万单位,1 毫升/支,60 万单位,1 毫升/支。

剂量用法:口服或注射,剂量遵医嘱。

作用:表皮细胞表面有维生素 D_3 受体,维生素 D_3 可直接作用于表皮细胞,降低细胞的增殖速度。本品可以口服,也可以制成软膏局部外用,都有一定疗效。

注意事项:长期过量服用,可发生高钙血症,引起肾脏损害;蓄积中毒,发生恶心、呕吐、厌食、腹泻、头痛等症状。

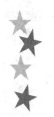

【推荐用药方案】

方案Ⅰ

转移因子,肌内注射,3 单位/次,1 周 2 次;外用哈西奈德乳膏,1 日 3 次。本方案适宜寻常型轻症患者使用。

方案Ⅱ

转移因子,肌内注射,3 单位/次,1 周 2 次;内服深海鱼油胶囊,1 粒/次,1日 3 次。外用恩肤霜,1 日 3 次。配以内服复方青黛胶囊(照说明服)。本方案适宜寻常型较重症患者使用。

方案Ⅲ

同方案Ⅱ,必要时可慎重加肌内注射维生素 D_3,或外用其软膏,1 日 3次。本方案适宜寻常型重症患者使用。

方案Ⅳ

甲氨蝶呤,口服,2.5～7.5 毫克/次,在 36 小时内共服 3 次,以后根据病情决定总量,每周以同样方法给药。内服复方青黛胶囊;外用曲安西龙尿素霜,1 日 3 次。本方案适宜红皮症型一般症状患者。

方案 Ⅴ

同方案Ⅳ,必要时加口服泼尼松,10~20 毫克/次,1 日 3 次。本方案适宜红皮症型重症患者使用。

方案 Ⅵ

同上,加服吲哚美辛片,25 毫克/次,1 日 3 次。本方案适宜关节炎型患者使用。

方案 Ⅶ

芳香维 A 酸,口服,开始 0.75~2 毫克/(千克·日),1 周后减量,每周减 0.2~0.3 毫克/(千克·日),维持量 0.3 毫克/(千克·日),持续 2~3 月;红霉素 0.25~0.5 克/次,口服,1 日 3~4 次;泼尼松 10~20 毫克/次,口服,1 日 3~4 次;内服复方青黛胶囊(照说明服用)。外用红霉素软膏,1 日 3 次;或复方炉甘石洗剂(内含克林霉素)。本方案适宜脓疱型患者使用。

方案 Ⅷ

同方案Ⅶ,但可不用芳香维 A 酸、泼尼松等药。本方案适宜掌跖型或局限脓疱型银屑病患者使用。

【简便用药方案】

多抗甲素,照说明服用;外用曲安西龙尿素霜,1 日 3 次,结合内服复方青黛胶囊(照说明服)。

【中医中药】

本病主要病机为血热毒盛,气血瘀阻,日久耗气伤血,则血虚风燥形成松皮癣,即寻常型;热毒入营,熏蒸肌肤,即红皮症型;血热毒盛,化腐成脓,即脓疱型;风湿蕴毒,痹阻经络,即关节炎型。

1. 寻常型

本型在临床上多分为两个分型:

(1)血热毒盛型

主症:皮肤出现点状或片状浸润红斑,白屑明显,瘙痒剧烈,病程较短,新疹不断出现。舌质红,苔黄,脉弦滑。

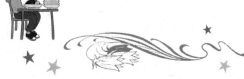

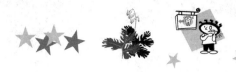

治则:宜清热解毒,凉血活血。

方药:消银解毒汤。

水牛角 30 克,生地 30 克,赤芍 15 克,牡丹皮 10 克,白花蛇舌草 30 克,蚤休 30 克,连翘 15 克,紫草 15 克,白鲜皮 30 克,苦参 10 克,土茯苓 30 克,威灵仙 10 克。水煎服,2 个月为 1 个疗程。

（2）血虚风燥型

主症:皮损暗红、肥厚,病程较长,伴舌干口燥,舌淡红,苔少,脉细。

治则:宜滋阴养血,活血润燥。

方药:养血消银汤。

生地 10 克,熟地 10 克,天冬 10 克,麦冬 10 克,当归 10 克,鸡血藤 30 克,首乌藤 10 克,丹参 30 克,乌梢蛇 10 克,莪术 10 克,僵蚕 10 克。水煎服。

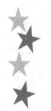

2. 红皮病型

主症:皮损大片红斑、充血,伴大量脱屑,浅表淋巴结肿大。系热毒入营,熏蒸肌肤所致。

治则:宜凉血解毒,佐以养阴活血。

方药:消银解毒汤加减。

水牛角 30 克,生地 10 克,赤芍 10 克,牡丹皮 10 克,石斛 10 克,天花粉 10 克,紫草 15 克,丹参 30 克,桃仁 10 克,土茯苓 10 克,钩藤 15 克,首乌藤 15 克,金银花 10 克,生甘草 6 克。水煎服,每日 1 剂。

3. 脓疱型

主症:皮损有大小、数量不等脓疱、糜烂、脓痂。系血热毒盛,化腐成脓所致。

治则:宜凉血解毒,佐以活血祛湿。

方药:

全身脓疱型:生地 30 克,生石膏 30 克(打碎先煎),知母 10 克,金银花 30 克,赤芍 10 克,牡丹皮 10 克,紫花地丁 30 克,蒲公英 30 克,半枝莲 30 克,天葵子 10 克,车前子 10 克,丹参 30 克。水煎服。也可用上方水煎,外洗,每日 1 次。

掌跖脓疱型:土茯苓 30 克,金银花 30 克,连翘 15 克,云茯苓 15 克,益母

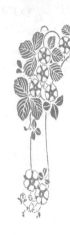

草30克,泽泻15克,茵陈15克,薏苡仁12克,车前草10克,生地15克,生大黄10克,羚羊角粉0.6克(分冲)。水煎服。缓解期可酌加当归、赤芍等。

外用药:可用鱼腥草30克,白鲜皮30克,苦参15克,桔梗15克,连翘30克,黄芩15克。水煎洗。

4. 关节炎型

主症:除寻常型皮损外,多有指(趾)间关节红肿痛。系风湿蕴毒,痹阻经络所致。

治则:宜清热解毒,活血通络,佐以祛风除湿。

方药:生地30克,蚤休30克,白花蛇舌草30克,赤芍60克,丹参30克,秦艽30克,海桐皮15克,羌活10克,海风藤10克。水煎服,每日1剂。

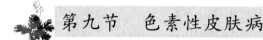

第九节 色素性皮肤病

一、雀 斑

雀斑为面部皮肤点状黑褐色斑点。本病可能与皮损部表皮内有一种特殊类型的黑色素细胞,在紫外线照射下,形成黑色素的速度比正常皮肤的黑色素细胞快,而且与遗传基因有关。

【临床特征】

本病好发于面部暴露部位,初为淡褐色针尖大、绿豆大斑点,表面光滑无鳞屑,斑点稀疏不匀,但不融合,分布对称,无痛痒,冬轻夏重;多在幼儿期出现,青春期加重,女性多于男性。

【诊断要点】

主要依据:面、颈、手等暴露部位散在多个对称性似雀粪点状黑褐色斑点,无痛痒,不融合,青春期较明显,女性多于男性,较易诊断。

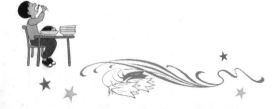

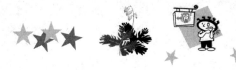

【用药原则】

本病主要外用脱色药物,外用腐蚀药必须特别慎重。

【药物介绍】

1. 过氧化氢

剂型规格:溶液,30 克/升(3%),100 毫升/瓶。

剂量用法:外搽患部,1 日 3 次。

作用:本品为强氧化剂,有帮助脱色、消毒等作用。

注意事项:外搽时不要触及毛发等部位,因也会使其脱色。

2. 氢醌

剂型规格:霜剂,质量分数为 2%~3%,10 克/支。

剂量用法:外搽患部,1 日 3 次。

作用:本品帮助脱色,并具防晒作用。

注意事项:易氧化变色,可产生皮肤刺激和致敏。

【推荐用药方案】

方案 I

内服维生素 C,0.2 克/次,1 日 3 次;维生素 E,口服,50 毫克/次,1 日 3 次。外搽 30 克/升(3%)的过氧化氢溶液,1 日 3 次。本方案适用于一般患者。

方案 II

同方案 I,另加质量分数为 2% 的氢醌霜,1 日 2 次,与 30 克/升(3%)的过氧化氢溶液交替外搽。本方案适用于较重患者。

方案 III

慎重地少量点涂液氮冷冻,宁可治疗不足,也不可治疗过度,以免形成瘢痕或新的色素沉着。本方案适用于顽固病例。

【简便用药方案】

内服维生素 C,0.2 克/次,1 日 3 次;外搽 30 克/升(3%)的过氧化氢溶

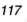

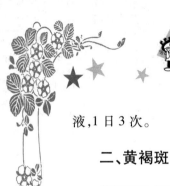

液,1日3次。

二、黄褐斑

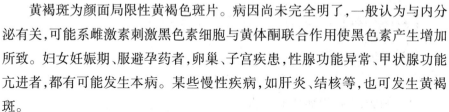

黄褐斑为颜面局限性黄褐色斑片。病因尚未完全明了,一般认为与内分泌有关,可能系雌激素刺激黑色素细胞与黄体酮联合作用使黑色素产生增加所致。妇女妊娠期、服避孕药者,卵巢、子宫疾患,性腺功能异常、甲状腺功能亢进者,都有可能发生本病。某些慢性疾病,如肝炎、结核等,也可发生黄褐斑。

【临床特征】

好发于妇女青壮年时期,皮损常对称分布于颊、额、鼻、唇、颏等处。皮疹为淡褐色至深褐色,形状不规则的斑片,光滑、无鳞屑,无自觉症状亦无全身不适,呈慢性过程。

【诊断要点】

主要根据妇女面部蝶形斑,冬轻夏重,无任何自觉症状而诊断。

【用药原则】

主要针对病因用药,并帮助局部脱色。

【药物介绍】

1. 壬二酸

剂型规格:乳膏,质量分数为10%,5克/支。

剂量用法:外用适量,涂搽患处。

作用:除抗菌作用外有抑制色素细胞作用,无毒,用于治疗色素沉着性皮肤病。

2. 维生素C

剂型规格:注射剂,0.5克,2毫升/支;片剂,0.1克/片。

剂量用法:口服,0.2克/次,1日3次;静脉注射,1~2克/(次·日),可

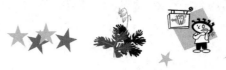

加入 250～500 克/升(25%～50%)的葡萄糖液内注射;静脉点滴,2～3 克/(次·日),可加入 50 克/升(5%)的糖盐水内滴入。

作用:大剂量维生素 C 能将颜色较深的氧化型黑色素还原为色浅的还原型色素,并能将多巴醌还原为多巴,从而抑制黑色素的形成。

注意事项:维生素 C 虽为安全药,但其量也不宜过多,时间不宜过久的口服或静脉使用,尤其是静脉给药。

【推荐用药方案】

方案 I

口服维生素 C,0.2 克/次,1 日 3 次;维生素 E,50 毫克/次,1 日 3 次。外搽 30 克/升(3%)的过氧化氢液,1 日 3 次。本方案适合一般型患者。

方案 II

维生素 C,2 克/(次·日),加入 250～500 克/升(25%～50%)的葡萄糖液 20 毫升内,静脉注射。外搽质量分数为 10%的壬二酸霜,1 日 2 次。本方案适合较重型患者。

【简便用药方案】

内服维生素 C,0.2 克/次,1 日 3 次;外搽 30 克/升(3%)的过氧化氢液,1 日 3 次。

【中医中药】

本病属"面尘"、"黧黑斑"范畴。多系肾阴不足,肾水不能上承;或肝郁气结,肝失条达,郁久化热,灼伤阴血,致使颜面气血失和而发病。

1. 肝郁血滞型

主症:本型病人除颜面部位发生黄色或红褐色斑块外,往往有其他肝郁的症候,如脾气急躁、胸胁疼痛,经血中有黑褐色血块,痛经或月经提前,脉弦等。

治则:宜疏肝清热,活血化瘀。

方药:内服化瘀丸,早晚各 1 丸;或加味逍遥丸(柴胡、当归、白芍、白术、

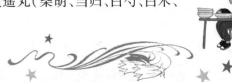

茯苓、甘草、牡丹皮、栀子),每日1丸。

2. 脾虚血滞型

主症:由于脾气不足,不能使气血润泽颜面的肌肤,即可出现灰褐色斑片。常伴有脾虚症状,如面色苍暗不润,气短心慌,食欲差,怕冷饮、冷食,腹胀;月经错后,经血稀淡;舌质淡,脉弱等。

治则:健脾益气,活血化瘀。

方药:同时服用健脾丸和化瘀丸。

砂仁、枳壳、甘草、山药、木香、薏苡仁、山楂、白术、谷芽、白扁豆、芡实、莲子肉、陈皮、青皮、当归、神曲。

3. 肾阳虚血滞型

主症:由于肾阳不足,阴气弥漫,致使肌肤发褐,血滞成斑。伴以怕冷,手足寒冷,全身无力,腰痛,舌淡,脉沉。

治则:宜补肾壮阳。

方药:宜长期服用金匮肾气丸。

干地黄、山萸肉、山药、泽泻、茯苓、牡丹皮、桂枝、熟附子。

外用药:质量分数为5%的复方刺五加霜外搽;或外搽由白芷、细辛、川芎各5克,用体积分数为75%的乙醇浸泡72小时组成的搽液。

成药:内服中药六味地黄丸、复方丹参片。因肝郁气滞症可选服逍遥丸、加味逍遥丸、柴胡舒肝丸、舒肝丸等。此外用疏肝活血汤也有效。

三、白癜风

白癜风是一种常见的色素障碍性皮肤病;发病机理尚未研究清楚,有关病因学说有:①自身免疫紊乱学说;②黑素细胞自身破坏学说;③神经介质障碍学说;④遗传基因问题学说。

【临床特征】

男女老少均可发病,慢性过程,相当顽固。本病可发生于身体任何部位,单侧或对称分布。白癜风的皮疹是境界清楚、大小不等、形态不一的色素脱失斑,无自觉症状,病变部位毛发也可变白,白斑周围皮肤可正常或有黑色素

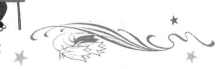

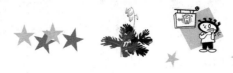

增多现象。

【诊断要点】

主要根据皮损特点较易作出诊断,可用滤过紫外线灯照射,白癜风皮损反光,呈瓷白色,可与其他炎症后暂时性色素脱失斑鉴别。眼底检查,白癜风患者脉络膜和视网膜的色素上皮内常有散在的色素脱失区。

【用药原则】

本病主要选用能增加黑色素的药物治疗,但疗效欠满意,更应重视安全,须正规耐心交替用药。

【药物介绍】

1. 8 – 甲氧沙林

剂型规格:片剂,10 毫克/片;外用溶液,1 克/升(0.1%)、3 克/升(0.3%)、5 克/升(0.5%),30 毫升/瓶。

剂量用法:一般在每次长波紫外线照射前口服,30 毫克/(次·日);或外搽 1 ~ 3 克/升(0.1% ~ 0.3%)的溶液。

作用:本品系光敏药,补骨脂素进入人体后,首先与 DNA 形成非共价结合,这是一种不需光的弱结合反应,当长波紫外线照射后,补骨脂素的 3,4 位双键与 4′,5′位双键分别与 DNA 双螺旋上每一个螺旋的胸腺嘧啶形成键间的结合,这个光加合物的形成抑制了 DNA 的合成,这是其治疗白癜风的主要依据。此外,它还能刺激黑色素细胞的功能,使其产生的黑色素增多。

注意事项:口服 8 – 甲氧沙林后,有的患者可出现胃肠道不适,如恶心、食欲不佳、上腹不适等,长期应用应定期查肝功能。

2. 苯丙氨酸

剂型规格:片剂,0.1 克/片。

剂量用法:长波紫外线照射前半小时口服,50 毫克/(千克·日),每周 2 次。

作用:苯丙氨酸经过羟基化后形成酪氨酸,再经过紫外线的作用刺激皮

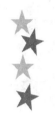

肤合成黑色素。苯丙氨酸又是组成人体生命所必需的部分蛋白质的一种氨基酸,因而不会引起副作用。

【推荐用药方案】

方案 I

每日外搽尤卓尔软膏,1 日 3 次。本方案适用于轻症型。

方案 II

阿托品注射液,0.5 毫克/次,局部白斑中心皮下注射,3 天 1 次,10 次为 1 个疗程。少量外搽 200 克/升(20%)的补骨脂酊,1 日 1~2 次。本方案适用于局限型白癜风患者使用。

方案 III

苯丙氨酸,50 毫克/千克,口服后半小时照射长波紫外线。本方案适用于重症型。

【简便用药方案】

青核桃提取液重复外用,可形成正常皮肤相似的颜色。

【中医中药】

本病中医称白驳风,是由于气血不足,瘀血阻滞,肌肤气血失和所致。

主症:白驳风是在颜面、颈项及躯干等处,出现大小不等白色斑块,形如云片,境界明显,周围色浓,无痒痛。轻者,仅有数块白斑,经数十年亦不变大;重者,数月内全身斑白。

治则:治宜补气养血,活血通络,祛风补肾。

方药:黄芪 15 克,当归 10 克,生地 20 克,熟地 20 克,川芎 10 克,白芍 10 克,赤芍 10 克,桃仁 10 克,红花 10 克,刺蒺藜 10 克。水煎服,每日 1 剂。如发生在头面部,可加服通窍活血汤;如伴乏力体倦,大便稀溏等脾虚现象,可加服白术、山药、茯苓、白豆蔻等健脾除湿。此外,治疗中可适当加入具有光敏作用的中药,如白芷、补骨脂、白蒺藜、芥穗、前胡、小茴香、仙鹤草,可加强疗效。

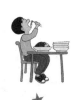

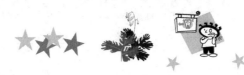

祛风健脾法:桃仁、红花、当归、赤芍、川芎、芥穗、刺蒺藜、防风、白术、茯苓、甘草。煎汤内服或做成丸药服用。本方对某些女性白癜风病人有较好的疗效。

外用药:可用细辛、刺蒺藜与雄黄等量研细末,醋调外涂。

成药:

(1)白驳片,20克,分2次吞服。

(2)豨莶丸,9克,分2次吞服。

(3)密陀僧散,搽患处。

(4)白茄子蒂蘸硫黄细末,搽患处。

(5)首乌合剂,内服。

(6)黄灵粉,外搽。

(7)白蒺藜粉,早晚各服3克,持续1~2月,有效者可继服。

第十节　其他类皮肤病

一、冻　疮

冻疮,是冬季常见皮肤病,由于长期寒冷使皮肤动脉收缩,久之血管麻痹而扩张,静脉淤血使局部血液循环不良引起不同程度皮肤炎症。

【临床特征】

本病好发于身体远端,如手足、面颊、耳廓及鼻部等处,常见损害为局部紫红色水肿性结节,界线不清,边缘呈鲜红色,表面光泽、柔软,压之退色,痒感明显,严重时表面发生水疱、糜烂、溃疡。患者远端皮肤常因循环不良而发凉,肢端发紫和多汗。本病以妇女、儿童、老人及周围血液循环不良者常见。冻疮根据病情可分为三度:

　Ⅰ度:局部发红肿胀,边界不清,灼热时发痒。

　Ⅱ度:在明显红肿的基础上发生水疱,破后可发生浅溃疡,或糜烂结痂,

不易愈合,自觉疼痛。

Ⅲ度:局部呈苍白色、麻木、溃疡较深、边缘色暗红的肉芽,甚至化脓、坏死。

【诊断要点】

根据受冻和冬季复发的病史,以及皮损的特点,诊断即可成立。

【用药原则】

选择内外用药应重点考虑改善局部血液循环、防治感染及促进皮损愈合。

【药物介绍】

1.海普林

剂型规格:软膏,15克/支。

剂量用法:适量涂于患处,每日2~3次,轻轻按摩,促进药物吸收。

作用:具有玻璃酸钠,可协同其他药物起到活血化瘀、改善微循环、消肿止痛、保水润肤及软化瘢痕等功效。

注意事项:局部皮损如合并感染,应先控制感染或同时抗感染,再用本药。

2.烟酸肌醇

剂型规格:片剂,0.2克/片。

剂量用法:口服,0.2~0.6克/次,1日3次。

作用:本品为温和的周围血管扩张剂,可降低毛细血管脆性,作用缓和而持久,无面部潮红等现象。

注意事项:偶有轻度恶心、出汗、皮肤瘙痒等副作用。

【推荐用药方案】

方案Ⅰ

内服烟酸肌醇,0.2克/次,1日3次;外搽100克/升(10%)的樟脑醋。

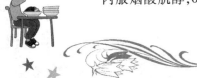

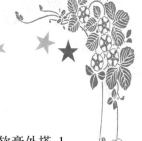

本方案适用于轻症型患者使用。

方案Ⅱ

同方案Ⅰ。加服维生素 E,0.1 克/次,1 日 2 次。加用海普林软膏外搽,1 日 2 次。本方案适用于较重型患者使用。

【简便用药方案】

云南白药酊,每日外搽 3 次。

【中医中药】

冻疮是因寒冷侵袭,致使肢端气滞血瘀,经络涩滞,气血不行所致。

主症:多发于手、足、耳端,初期皮肤呈现苍白,旋即青红,肿胀痒痛,继之发生水疱,破溃糜烂,脓血淋漓,日久难以愈合。重者四肢末端发生黑褐色干枯坏死。

治则:治宜温阳散寒,活血通络。

方药:

(1)外治可用桂枝 20 克,红花 20 克,附子 20 克,荆芥 20 克,紫苏叶 20 克,加水 300 毫升,煮沸,稍冷后浸泡患部。

(2)煅石膏 125 克,黄丹 31 克,轻粉 10 克,冰片 3 克,共研为细末,外用。

成药:

(1)当归四逆汤合金匮肾气丸化裁,水煎服。

(2)桂枝红花汤加麻黄 3 克,水煎服。

(3)如意油外用。

(4)风痛灵外用,紫草膏外贴。

【预防】

适当的运动可促进血液循环和新陈代谢;寒冷季节注意保暖,手足尽量保持干燥,鞋袜要宽松,必要时可用冷、热水浴交替浸泡,以增强血管对温差的适应能力。

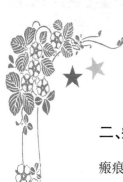

二、瘢痕疙瘩

瘢痕疙瘩发生在特异素质的个体,在皮肤受到损伤后结缔组织过度增生而形成。皮肤外伤是常见的发病因素,种族、遗传等因素也与发病有一定关系。瘢痕疙瘩可能是一种异物反应,也可能和血管内皮组织过敏有关,或是受内分泌或生物化学等因素影响。

【临床特征】

凡瘢痕体质的男女老幼均可发生,开始是一个小的坚硬的粉红色丘疹,逐渐地增大,呈圆形、椭圆形,或不规则形,有的呈蟹足状。表面光滑或不平,无毛,周围可见树枝状毛细血管增生。自觉不同程度的瘙痒、灼痛或刺痛,尤其天气变化时加重,病变可单发或多发,大小不等,大的皮损可以影响容貌,妨碍活动。全身各个部位均可能发生本病皮损,但以上胸部多见,特别是胸骨部。

【诊断要点】

主要根据多在胸、躯干部,呈现扁平或隆起瘢痕,圆形或不规则形,色白、淡红或暗红,有光泽皮损,有痒感,可诊断。

【用药原则】

以促使其变软、变平、萎缩的药物为主,禁用腐蚀破坏性药。

【药物介绍】

1. 维 A 酸

剂型规格:霜剂,质量分数为 0.05% ,10 克/支。

剂量用法:局部外用,1 日 1~2 次。

作用:本品可抑制成纤维细胞的 DNA 合成。

注意事项:有一定刺激性,应避免接触性皮炎的发生。

2. **长效曲安西龙**

剂型规格:注射液,40 毫克/(毫升·支)。

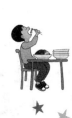

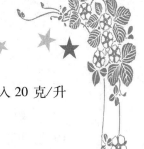

剂量用法:皮损处局部皮下注射,以本品40毫克/毫升,加入20克/升(2%)的普鲁卡因稀释后,局部注射。

3.曲安西龙尿素

剂型规格:霜剂,10克/支。

剂量用法:外用,1日3次。小块皮损可外敷药膏后局部外包疗效较好。

作用:本品可使皮损蛋白质变性和溶解,止痒,以及促进皮肤通透性作用。

注意事项:本品因含有皮质激素,不宜长期、大量外用。

【推荐用药方案】

方案Ⅰ

外用曲安西龙尿素霜,1日3次。本方案适宜局限的轻型患者使用。

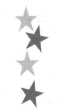

方案Ⅱ

外用质量分数为0.05%的维A酸霜与曲安西龙尿素霜交替使用,1日各2次。本方案适宜局限的中等症型患者使用。

方案Ⅲ

内服曲尼司特胶囊,0.1克/次,1日3次;外用药同方案Ⅱ。本方案适宜较重症型患者使用。

方案Ⅳ

局部病变处采用长效曲安西龙注射液,40毫克/毫升,加入20克/升(2%)的普鲁卡因稀释后,皮下注射,1日1次。内服、外用药同方案Ⅲ。本方案适宜重症型患者使用。

【简便用药方案】

外贴肤疾宁硬膏,1日1次。

【中医中药】

本病多系瘀血阻滞,也有因寒凝血瘀所致。

主症:形如蟹足,皮肉高突,色淡红或暗红,的痒或痛。

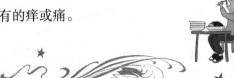

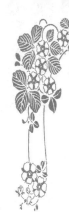

治则:宜养血,活血,化瘀。

方药:熟地20克,赤芍10克,白芍10克,牡丹皮10克,桃仁10克,红花10克,牛膝10克,首乌10克,杜仲10克,赤小豆30克,白术10克,穿山甲10克。水煎服,1日1剂,连续服用数月。

成药:

(1)大黄䗪虫丸口服;外用瘢痕止痒软膏(瘀血阻滞证者适用)。

(2)散结灵片口服(寒凝血瘀症者适用)。

(3)黑布膏外贴。

(4)苦参子膏,外贴,每日换药1次;如加用热烘疗法(烘后勿将药膏擦去)疗效更佳。

三、痱 子

痱子是由于天气炎热,出汗过多,汗孔阻塞,汗管破裂,汗液外溢渗入周围组织而引起的汗腺周围炎症,同时可产生丘疹、小水疱状皮疹;也有的发生在发热病人,骤然出汗退热或出汗过多时。

【临床特征】

常根据皮疹特点分为以下三型:

1. 红痱

本型急性发病,夏季多见。皮损为圆形针头大小密集的丘疹或丘疱疹,周围有轻度红晕,自觉灼热刺痒。好发于颈、胸背、腹部、肘窝、腘窝、妇女乳房下和小儿头面、臀部等。

2. 白痱

本型常发生于颈、躯干部。表现为散在或泛发的针尖至针头大浅表性半透明水疱,疱壁极薄,疱周无红晕,轻擦易破,干后有极薄的细小鳞屑。患者无自觉症状,病程短。

3. 脓痱

脓痱又称痱毒,系痱子顶端有针头大浅表性小脓疱,通常发生在其他皮炎引起汗管损伤、破坏和阻塞之后,常发于四肢屈侧和阴部、小儿头皮,通常

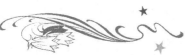

脓液是无菌的,也可以继发感染。

【诊断要点】

主要根据在炎热天气或高温环境中,突然出现密集丘疹、丘疱疹,周围绕以红晕或伴有脓疱,自觉痒痛等特点,即可诊断。

【用药原则】

本症以局部用药为主,重点是散热、保护、消炎、凉爽的用药原则。

【药物介绍】

复方炉甘石

剂型规格:洗剂,100 毫升/瓶。

剂量用法:外搽,1 日 3 次。

作用:除炉甘石的保护、散热等作用外,因其含有不含氟的少量皮质激素而安全止痒,并含有高效广谱抗生素成分而防治感染。

注意事项:不宜大面积、长期外用。

【推荐用药方案】

方案Ⅰ

外用复方炉甘石洗剂,1 日 3 次。本方案适宜轻症型患者使用。

方案Ⅱ

内服氯苯那敏片,4 毫克/次,1 日 2 次;维生素 C,0.2 克/次,1 日 3 次。外搽复方炉甘石洗剂,1 日 3 次。本方案适宜各型痱子。

方案Ⅲ

同方案Ⅱ,加服利君沙,0.25 克/次,1 日 4 次。本方案适宜脓痱型患者使用。

【简便用药方案】

撒布市售高级痱子粉,1 日数次。

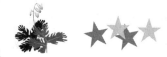

【中医中药】

本病中医称为痱痱。认为系暑热炎湿,闭于毛窍所致。

主症:于躯干及皱襞处发出小水疱,密如撒粟,色白明亮,如水晶,故名白痱。继发红赤热痛,鲜红疹痱,名赤痱。此二者均系实痱。另有,现枯白干涩,名虚痱。

治则:治宜清暑化湿。

方药:

(1)小儿可用绿豆20克,地骨皮10克,白菊花10克,水煎代茶饮。外用藿香正气水大量稀释后洗浴。

(2)桑叶5克,青蒿5克,佩兰5克,金银花9克,连翘9克,赤芍9克,天花粉9克,车前子9克(包),泽泻9克,六一散9克(包),水煎服。

成药:①金银花露;②地骨皮露;③解暑败毒饮;④竹叶石膏汤;⑤新加香薷饮;⑥薏苡竹叶散;⑦清暑透毒汤。

【预防】

改善周围环境,加强通风散热措施,使之凉爽干燥,以减少出汗并利于汗液蒸发。衣着宜宽大舒适,吸水性好,便于汗液蒸发,及时更换衣服。保持皮肤清洁干燥,常擦汗洗澡,清洗后可撒布痱子粉。忌食过热及辛辣食品。高温季节及环境,常饮清凉饮料或以绿豆汤代茶。

四、红斑性狼疮

红斑性狼疮是常见的一种疾病,属于自身免疫性疾病。本病病因十分复杂,与遗传、病毒感染、理化因素、内分泌以及药物等因素有关,可影响全身各脏器,因此认识本病,积极防治相当重要。

【临床特征】

1.盘状红斑狼疮

本型是红斑性狼疮中最轻的一型。皮疹最多见于头面部等暴露部位,大

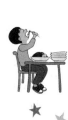

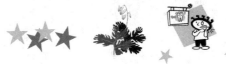

部分皮疹为境界清楚的红斑,表面有黏着性鳞屑,剥离鳞屑后可见扩张的毛囊口。部分皮疹为局限性浸润性斑块,表面无明显鳞屑。一般无自觉症状,有时有轻度痒痛,日晒后加重。皮疹一般持续时间较长,痊愈后可留有色素斑,或色素减退、毛细血管扩张及萎缩等。少数头部经久不愈皮疹可导致脱发。

本型大部分病人无全身症状,少数病人可有轻度低热、关节疼痛、无力等症状,预后良好。

2. 系统性红斑狼疮

本型是红斑狼疮中最为严重的一型。大部分一发病即为系统型,少数可由盘状型转变而来。临床表现复杂多样。初发病例既可有多个脏器受损害,也可先有一两个脏器受损,然后发展为多系统损害,最常见的症状为发热、关节肌肉疼痛、皮疹和肾脏受损。皮疹形态多种多样,面部蝶形红斑是特征性皮损,此外,还有盘状红斑、多形红斑样皮疹、风团、紫癜、大疱、网状青斑、甲周红斑、指(趾)端点状坏死及萎缩。手部皮肤遇冷后发紫,前额部发际脱发,毛刷状发,口腔黏膜可有红斑及溃疡。大部分病人可有肾炎表现,如水肿、高血压、腰痛、小便异常等严重症状。神经系统症状常有抑郁、失眠等一系列症候。还可有心慌、心跳等心血管系统症状和咳嗽、咳痰、气紧等呼吸系统症状,以及恶心、呕吐、腹痛、便血、肝区不适等消化系统症状。半数以上病人还有贫血,白细胞、血小板减少,脾肿大等血液系统症状及体征,还可能有口、眼、皮肤干燥、肌无力、吞咽困难等症状。本病病程长,容易反复发作,如不系统正规治疗,预后不良。

【诊断要点】

盘状型根据临床特点,一般不难诊断。系统型应根据不明原因长期反复发热(特别是白细胞、血小板减少者)、反复发作的关节炎和关节疼痛,不明原因的水肿或蛋白尿,突然发生的胸膜炎或心脏损害等多个系统损害,而不能由一常见的疾病解释者,特别是青年女性患者,应考虑诊断系统性红斑狼疮;此时应做有关的免疫学及全身检查,若发现具有本型特征异常指标者,即可确定诊断。

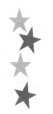

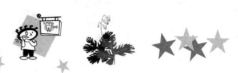

【用药原则】

治疗原则:中西医结合处理。系统型需要长期治疗,皮质激素与免疫抑制剂在系统型治疗中作用十分重要,应掌握适应证及时合理用药。

【药物介绍】

1. 曲安西龙(阿赛松)

剂型规格:片剂,4毫克/片。

剂量用法:口服,曲安西龙4毫克等于泼尼松5毫克。曲安西龙和泼尼松剂量比为0.8:1时,曲安西龙总有效率为78.6%,泼尼松总有效率为70%,曲安西龙总有效率略高于泼尼松,为此本药剂量用法同泼尼松。每天早晨7~8点钟,在人体血浆中皮质激素自然峰值时,将当天或两天总量一次给予,这样对脑垂体促肾上腺皮质激素释放的抑制程度要比其他给药方法好得多,因而大大降低了副作用。

作用:本药的化学结构在第16位引入α羟基,使其大大减少了盐皮质激素样活性,从而,使其区别于泼尼松等皮质激素类药物,服用后,很少造成钠潴留而产生水肿,以及排钾等副作用。治疗各种自身免疫性疾病,其适应证与泼尼松基本相同,尤其适用于系统性红斑狼疮等病。

注意事项:类同于其他皮质激素类药物。各种细菌性感染及全身真菌感染者禁用,对本品过敏者禁用。

2. 环磷酰胺

剂型规格:片剂,50毫克/片;粉针剂,100毫克/支。

剂量用法:口服,50~100毫克/次,1日2次。静脉注射,200毫克/次,1日或隔日1次。肌内注射,200毫克/次,溶于9克/升(0.9%)的氯化钠注射液5毫升中,1日1次。

作用:本品具有显著免疫抑制作用。

注意事项:常见有骨髓抑制毒性,恶心、呕吐、出血性膀胱炎等不良反应。孕妇、肝功能损害者慎用。

3. 巯嘌呤

剂型规格:片剂,25毫克/片,50毫克/片,100毫克/片。

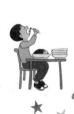
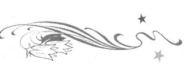

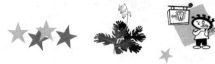

剂量用法：口服，成人100毫克/日。

作用：与环磷酰胺相同。

注意事项：有骨髓抑制、胃肠道反应、肝肾功能损害及血尿酸升高等不良反应，肝肾功能不全者慎用。

4. 昆明山海棠

剂型规格：片剂，100片/瓶。

剂量用法：口服，2～3片/次，1日3次。

作用：本品有活血化瘀和调节免疫作用。

注意事项：有轻度消化道症状如恶心、厌食，对少数人本品可损害肝功能。

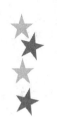

【推荐用药方案】

方案 I

内服昆明山海棠，2片/次，1日3次；维生素 E，0.1克/次，1日3次。外用曲安西龙尿素霜，1日3次。本方案适宜盘状红斑狼疮患者使用。

方案 II

同方案 I 外，加服皮质激素，能有效地控制疾病的活动，减轻脏器的损害程度。根据疾病的严重程度决定用量，一般以皮肤关节病变为主的轻症患者，可口服相当于泼尼松20～40毫克/日的曲安西龙16～32毫克/日。有明显肾脏、心肺或神经系统症状的重型患者，可给相当于泼尼松60～100毫克/日的曲安西龙48～80毫克/日。维持数周逐渐减量。本方案适用于系统性红斑狼疮一般型患者使用。

方案 III

除同方案 II 外，加服环磷酰胺，50毫克/次，1日3次。本方案适宜重症系统性红斑狼疮患者使用。

【简便用药方案】

内服维生素 E，0.1克/次，1日3次；外用曲安西龙尿素霜，1日3次。

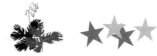

【中医中药】

外因多为曝晒日光,其次为药物及外伤引起;内因如疾病,情绪创伤,劳累过度,久病失养,禀性虚弱等,均为发病诱因。外受热毒引动内火所致。热毒入里,伤及血络,搏于内脏。病久伤阴,消耗津液。

1. 盘状红斑狼疮

主症:主要是皮肤发生损害。病人脸部往往有典型盘状红斑浸润片块,上面有鳞屑附着。揭去鳞屑可见底面有角质栓刺,斑片上有扩大的毛囊孔(详见本病西医部分)。病人盘状紫红色皮损,是肝郁血瘀所致。

治则:宜疏肝清热,活血化瘀。

方药:柴胡疏肝散(柴胡、枳壳、芍药、甘草、香附、川芎)。

盘状红斑狼疮播散型,治宜清热凉血,气阴双补。

方药:党参 10 克,黄芪 15 克,沙参 15 克,生地 30 克,牡丹皮 12 克,玄参 15 克,赤芍 12 克,当归 12 克,郁金 6 克,川黄连 6 克,莲子 10 克,血竭 3 克,知母 12 克。水煎服。

2. 系统性红斑狼疮

本病可分五型辨证论治。

(1)热毒炽盛型

主症:皮损为鲜红色斑片,可有瘀点、瘀斑、血疱,肢端及眼结膜出血点;高热、烦躁、神昏、口渴、大便干结、小便赤黄。舌苔黄糙而干,舌红绛,脉弦滑。

治则:宜凉血清热解毒。

方药:犀角地黄汤加减。

犀角(用水牛角代)、生地、赤芍、牡丹皮。

(2)阴虚火旺型

主症:皮损红斑不鲜艳,低热持续不退,口干唇燥,腰酸腿软,月经不调。舌红苔少,脉细数。

治则:宜滋阴降火。

方药:六味地黄丸加减。

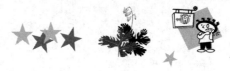

熟地、山萸肉、干山药、泽泻、茯苓、牡丹皮。

（3）气滞血瘀型

主症：腹部胀满疼痛，胃纳不佳，肝脏肿大，压痛明显，瘀点、瘀斑。舌红苔薄，脉细数。

治则：宜疏肝解郁，理气活血。

方药：逍遥散。

柴胡、当归、白芍、白术、茯苓、甘草、薄荷、煨姜。

（4）心阳不足型

主症：胸闷心悸，失眠多梦，形寒怕冷，面色㿠白。舌淡红，脉结代。

治则：宜益气养心。

方药：生脉饮加减。

人参、麦冬、五味子。

（5）脾肾阳虚型

主症：红斑不显或无皮损，低热怕冷，腰部酸楚，月经不调，便溏溲少。舌胖苔少，脉濡细。

治则：宜温肾壮阳，健脾利水。

方药：真武汤加减。

茯苓、芍药、生姜、白术、附子。

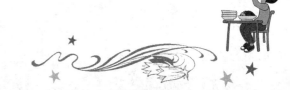

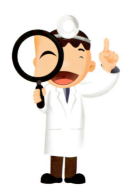

● 青少年医学百科知识丛书

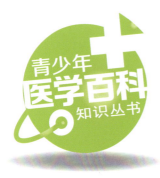

青少年
医学百科
知识丛书

常见皮肤病防治常识

CHANGJIAN PIFUBING FANGZHI CHANGSHI

ISBN 978-7-5364-7378-2

定价:88.00元